Gypser/Stahl
Bönninghausens kleine medizinische Schriften
— Supplementband —

Bönninghausens kleine medizinische Schriften
Supplementband

Herausgegeben von
Dr. med. Klaus-Henning Gypser

Übersetzt und mit Anmerkungen versehen
von cand. med. Martin Stahl

In der Reihenfolge ihrer Veröffentlichung geordnet

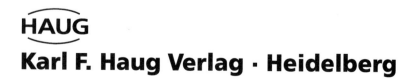

Karl F. Haug Verlag · Heidelberg

Die Deutsche Bibliothek - CIP-Einheitsaufnahme

Bönninghausen, Clemens von
  [kleine medizinische Schriften]
  Bönninghausens kleine medizinische Schriften / Hrsg. von Klaus-Henning Gypser - Heidelberg: Haug.
    Hauptbd. im Arkana Verl., Heidelberg
NE: Bönninghausen, Clemens von:
  [Sammlung]
Suppl.-Bd. / Übers. und mit Anm. vers. von Martin Stahl. - 1994
  ISBN 3-7760-1446-6

© 1994 Karl F. Haug Verlag, Heidelberg

Alle Rechte, insbesondere die der Übersetzung in fremde Sprachen, vorbehalten. Kein Teil dieses Buches darf ohne schriftliche Genehmigung des Verlages in irgendeiner Form — durch Photokopie, Mikrofilm oder irgendein anderes Verfahren — reproduziert oder in eine von Maschinen, insbesondere von Datenverarbeitungsmaschinen, verwendbare Sprache übertragen oder übersetzt werden. All rights reserved (including those of translation into foreign languages). No part of this book may be reproduced in any form — by photoprint, microfilm, or any other means — nor transmitted or translated into a machine language without written permission from the publishers.

Titel-Nr. 2446 · ISBN 3-7760-1446-6

Satzkonvertierung: Filmsatz Unger & Sommer GmbH, 69469 Weinheim

Gesamtherstellung: Druckerei Schreck GmbH & Co. KG, 67487 Maikammer

Inhalt

Über den Gebrauch von Hochpotenzen in der homöopathischen Praxis 17

Meldung der Gesellschaft Homöopathischer Ärzte Rheinlands und Westfalens bezüglich verschiedener Fragen zu den Kuhpocken 38

Von der Möglichkeit, mittels Hochpotenzen eine Exazerbation der Symptome hervorzurufen 40

Tabes dorsalis und Diabetes mellitus 43

Einige Worte zur Auswahl der Medikamente 51

Einige Worte zur Dosologie 57

Eine mir auferlegte Erklärung 69

Die Cholera 74

Dokumente zur Geschichte der Cholera 78

Erfahrungsberichte gegen die Hochpotenzen 84

Invasion einer Rachendiphtherie 96

Anmerkungen 99

Literatur 104

Zum Geleit[1,2]

Die Rückbesinnung auf die maßgeblichen Homöopathen der Anfangszeit dünkt manchem anachronistisch. Dieser Einschätzung folgend, wird eine *moderne* Homöopathie postuliert, die sich den heutigen Erfordernissen anzupassen habe. Als solche hat sich beispielsweise die Typenlehre der Gegenwart installiert. Bestimmte Symptomenreihen werden willkürlich unter einem Typus zusammengefaßt, der dann Grundlage einer *Therapie* sein soll, z. B. die Festlegung einer Sulphur-Symptomatologie auf den zerlumpten Philosophen oder, modern, den Manager. In dieser erstaunlichen Setzung offenbaren sich die Konsequenzen der Geschichts- und Traditionsferne von Praktikern, die sich selbstverständlich zu den Homöopathen rechnen, obwohl sie mit der Annahme von Typologien, was den Alten angesichts ihres unmittelbaren Verständnisses des Wesens der Homöopathie fremd sein mußte, außerhalb derselben stehen. So gerät mit der Akzeptanz von Typologien aus dem Blick, womit sich die Homöopathie ausschließlich befaßt, nämlich mit der Heilung von Krankhaftem. Worin aber die Heilung des in keiner Arzneiprüfung erzeugten zerlumpten Philosophen oder Manager-Typs bestehen soll, müßte einmal gezeigt werden. Übrigens ruht auch die Berufung auf Kent für die Rechtfertigung der Typenlehre auf schwankendem Boden, denn dieser fordert keineswegs eine Fundierung der Similewahl in einem Typus, wie sich am Beispiel seiner Vorlesung über Sulphur zeigen ließe. So haben die Typologieexperten denn auch mit der genuinen Homöopathie im wesentlichen nur die Verwendung potenzierter Arzneien gemeinsam, die jedoch für die Konstituierung der Homöopathie nicht ausschlaggebend ist.[3]

Üblicherweise beruft sich dieser Kollegenkreis auf seine Behandlungserfolge. Dem ist entgegenzuhalten, daß *jede* etablierte Therapieform ihre Erfolge aufzuweisen hat, so daß die Rechtfertigung des Behandlungsan-

---

[1] Herrn Dr. med. Georg von Keller, Tübingen, zum 75. Geburtstag am 30. April 1994 gewidmet.
[2] Für die zahlreichen Anregungen bei der Entstehung des Geleitwortes danke ich Herrn Prof. Dr. phil. Ekkehard Fräntzki, Aachen.
[3] Vgl. Hahnemann, S. Reine Arzneimittellehre. Zweiter Theil. 3. Aufl. Dresden und Leipzig 1833 ([1]1816), S. 33.

satzes aus dem Erfolg allein nicht ausreicht. Es müßte z. B. nachgewiesen werden, daß sich diese Erfolge mit deutlicher Regelmäßigkeit und gewisser Vorhersehbarkeit einstellen, und darüber hinaus untersucht werden, welche Kriterien der Rede vom *Erfolg* zugrundegelegt werden. Ob unter diesen Gesichtspunkten die therapeutischen Resultate der Mittelbestimmung über Typologien noch mit denjenigen der genuinen Homöopathie Schritt zu halten vermögen, bleibt abzuwarten.

Um ferner zu verdeutlichen, wie folgenschwer die unterlassene Rückbesinnung für die tägliche Praxis sein kann, sei das ergiebigere Beispiel des

Begriffs der Totalität der Symptome (nach Bönninghausen)

gewählt.

Das im jeweiligen Krankheitsfall Zuheilende ist die Totalität der Symptome (vgl. ORG VI, §§ 7, 17, 18). Allerdings ist das Wissen um dasjenige, was die Symptomentotalität eigentlich ausmacht, verlorengegangen. Im Zuge des noch herrschenden Kentianismus und seiner von Swedenborg mitbestimmten Anthropologie – nähere Ausführungen darüber würden den Rahmen eines Geleitwortes sprengen und sollen einmal anderenorts folgen – besteht die Meinung, daß darunter *alle* Symptome, d.h. alle Abweichungen von der gesunden Verfassung im Sinne einer Privation, zu verstehen seien[4] und zwar des *Kranken* und nicht der Krankheit. So ist selbst Braun, dem sich ein mangelndes Verständnis für die Notwendigkeit der Rückbesinnung kaum nachsagen läßt, dem Weltanschauungsdenken Kents mit folgender Äußerung erlegen[5]:

> „Wer den § 153 verstanden hat, wird die Homöopathie meistern können, und wer den § 7 befolgt, ist Homöopath im Sinne Hahnemanns. Wenn § 153 der schwierigste Paragraph des Organons ist, dann kann man den § 7 als den beschwerlichsten bezeichnen.
>
> Beschwerlich, weil die Gesamtheit der Symptome des *Kranken* gemeint ist, nicht etwa einer Krankheit oder eines Syndroms."

Im genannten siebten Organonparagraphen ist jedoch keine Rede von dem „Kranken", sondern in vierfacher Wiederholung und damit überdeutlich von der „Krankheit"! Deutet man mithin den Hahnemannschen Ansatz, der das gegenwärtige Kranksein, die „Krankheit", im Auge hat, auf den „Kranken" um, weitet sich der Betrachtungsrahmen von einer

---

[4] Andere Auslegungen meinen mit Symptomentotalität nur die charakteristischen Symptome.
[5] Braun, A. Methodik der Homöopathie. 2. Aufl. Regensburg 1982, S. 69.

engeren zeitlichen Begrenzung auf das ganze bisherige Leben aus, was sich in der Praxis der Arzneiwahl als Verfehlung des Similes niederschlagen kann.

Hahnemann hatte ein klares Wissen in bezug auf die Symptomentotalität, die aus Haupt- und Nebensymptomen gebildet wird:

> „Die beständigsten, auffallendsten, die dem Kranken beschwerlichsten Symptome sind die Hauptzeichen. Der Arzt zeichnet sie aus als die stärksten, als die Hauptzüge des Bildes. Die singulärsten, ungewöhnlichsten Zeichen geben das Charakteristische, das Unterscheidende, das Individuelle an."[6]

> „[...] es ihnen auch kaum einfällt, zu glauben, daß diese Nebensymptome, diese übrigen, kleinern oder größern Abweichungen vom gesunden Zustande, mit ihrem Hauptübel im Zusammenhang stehen könnten."[7]

Die Hauptsymptomatologie ist das Leiden oder Anliegen des Patienten, das ihn zum Arzt führt. Nebensymptome sind solche, die das Hauptsympton begleiten. Was Bönninghausen über die „homöopathische Heilung der Zahnschmerzen" sagt, gilt allgemein. Dort heißt es[8]:

> „Den Lehren der Homöopathie zufolge ist der Zahnschmerz nur *ein* Symptom [...], welches nie ganz allein da ist, sondern in seinem Geleite stets mehrere Krankheitserscheinungen mit sich führt, wenn letztere auch so geringe und dunkel sind, daß sie einer minder aufmerksamen Beobachtung entgehen. Die Gesammtheit aller dieser Krankheits-Symptome vollendet erst das Bild der Krankheit und giebt eben durch diese Symptome die Indikation auf das passende Heilmittel [...]"

In dieser Passage ist nicht nur die Unterscheidung zwischen Haupt- und Nebensymptomen sowie der daraus resultierende Begriff der Symptomentotalität von Wichtigkeit, sondern auch die Andeutung des Einheitsstiftenden zwischen beiden Symptomenklassen. Bönninghausen spricht nämlich davon, daß das Hauptsymptom „in seinem Geleite stets mehrere Krankheitserscheinungen", die Nebensymptome, „mit sich führt". Folglich wird die Zusammengehörigkeit beider Symptomenklassen und damit das Ganze des Krankheitsgeschehens durch die Gleichzeitigkeit konstituiert.

---

[6] Hahnemann, S. Heilkunde der Erfahrung. Nachdr. Heidelberg 1989 ([1]1805), S. 23.
[7] Hahnemann, S. Organon der Heilkunst. 6. Aufl. Leipzig 1921, § 95; vgl. §§ 173-174, 197-199, 216-217, 230, 235.
[8] Bönninghausen, C. v. Kleine medizinische Schriften. Hrsg. K.-H. Gypser. Heidelberg 1984, S. 75.
Vgl. Bönninghausen, C. v. Versuch über die Verwandtschaften der homöopathischen Arzneien, nebst einer abgekürzten Uebersicht ihrer Eigenthümlichkeiten und Hauptwirkungen. Münster 1836, S. VIII-IX.

An dieser Stelle sei hinzugefügt, daß Bönninghausen bereits im Stadium der Symptomenerhebung die Trennung in Haupt- und Nebensymptome vornahm.[9]

Nach den bisherigen grundlegenden Ausführungen soll nun anhand von Kasuistiken überprüft werden, wie nahe den Praktikern der ersten Stunde die heute vergessene Symptomentotalität in ihrer Aufteilung in Haupt- und Nebensymptome war. Hierzu bietet sich als erstes eine von Hahnemann selbst veröffentlichte Krankengeschichte an.[10] Es handelt sich dabei um eine 40jährige Lohnwäscherin, die, seit drei Wochen erkrankt, über folgende zuoberst aufgeführten Hauptsymptome klagt:

„1. Bei jeder Bewegung, vorzüglich bei jedem Auftreten, und am schlimmsten bei jedem Fehltritte, sticht es sie in der Herzgrube, wohin es jedes Mal aus der linken Seite kömmt, wie sie sagt.

2. Im Liegen ist es ihr ganz wohl, dann hat sie gar keinen Schmerz irgendwo, auch weder in der Seite, noch in der Herzgrube."

Damit ist ihr Anliegen umrissen, aber sie beobachtete weitere, im Geleit des Hauptsymptoms aufgetretene Nebensymptome:

„3. Sie kann nicht länger als bis um 3 Uhr früh schlafen.

4. Die Speisen schmecken ihr, aber wenn sie etwas gegessen hat, so wird es ihr brecherlich,

5. das Wasser läuft ihr dann im Munde zusammen und aus dem Munde, wie Würmerbeseigen.

6. Es stößt ihr nach jedem Essen vielmal leer auf.

7. Sie ist von heftigem, zu Zorn geneigtem Gemüthe. Bei starkem Schmerze überläuft sie Schweiß."

Noch deutlicher als diese Kasuistik demonstriert eine Krankengeschichte aus der Praxis von Stapf[11] das damals offensichtlich gängige Verständnis für die aus Haupt- und Nebensymptomen gebildete Totalität, wie unzählige Fallberichte in dem von ihm geleiteten „Archiv für die homöopathische Heilkunst" zeigen. Es handelt sich um eine Patientin, die neben anderen Beschwerden in erster Linie unter einem gelbgrünen, eiterähnlichen, stinkenden Nasenkatarrh leidet, wozu Stapf bemerkt:

---

[9] Bönninghausen, C. v. Die homöopathische Diät und die Entwerfung eines vollständigen Krankheitsbildes behufs homöopathischer Heilung, für das nichtärztliche Publikum. 2. Aufl., Münster 1833 ([1]1832?), S. 22–23.
[10] Hahnemann, S. Reine Arzneimittellehre. Zweiter Theil. Dresden 1816, S. 28.
[11] ACS 1 (1822), 2, 127–129.

„Die unverkennbar große Aehnlichkeit, welche zwischen dieser Symptomengruppe, sowohl in Hinsicht auf das hervorstechende Hauptsymptom – die ozaena – als auf die dasselbe begleitenden anderweitigen Symptome [...] statt findet [...]"

Nur der Vollständigkeit halber sei noch erwähnt, daß die publizierten Krankengeschichten aus der Praxis Bönninghausens regelmäßig die Unterteiltheit in Haupt- und Nebensymptome aufweisen.

Aus dem Gesagten läßt sich folgendes ableiten bzw. näher bestimmen:

1. Nur diejenigen Nebensymptome gehören zu der zu behandelnden Totalität der Symptome, die immer gleichzeitig mit dem Hauptsymptom auftreten. Diese Gleichzeitigkeit muß rein phänomenal, d.h. im Sinne eines einfachen Zusammenvorkommens, nicht aber als Wechselwirkung im Sinne einer Kausalbeziehung verstanden werden.

2. Um den durch Gleichzeitigkeit gebildeten Zusammenhang von Haupt- und Nebensymptomen, d.h. um die Totalität der Symptome fixieren zu können, ist daher eine Datierung unerläßlich. Diese braucht jedoch keine zahlenmäßige zu sein, sondern kann auch im Sinne eines Lebensabschnitts erfolgen. Immer ist also festzustellen, seit wann das Hauptleiden und die in Begleitung des Hauptleidens mitauftretenden Nebenbeschwerden entstanden sind.

3. Symptome, die *vor* dem Entstehen des Hauptsymptoms schon ausgebildet waren, gehören, auch wenn sie noch gegenwärtig sind, nicht zu der im Augenblick zu behandelnden Totalität der Symptome. Das bezieht sich jedoch nicht auf Zeichen, die vor der Entstehung des Hauptsymptoms unausgebildet gegeben waren und die dann zum Hauptsymptom oder auch zu einem Nebensymptom geworden sind.

4. Akute Krankheiten *nach* dem Entstehen des chronischen Hauptsymptoms gehören ebensowenig zu der zu behandelnden Symptomentotalität. Anders verhält es sich hier mit Rezidiven. Diese müssen als Rezidivneigung unter die Nebensymptome aufgenommen werden, es sei denn, daß sie selbst Hauptsymptome sind.

5. Wenn Nebensymptome, die häufig das Hauptleiden begleitet haben, zeitweilig schweigen, so gehören sie dennoch zur Totalität der zu behandelnden Symptome.

6. Sofern das Hauptsymptom in einem Leibesbereich lokalisiert ist, sind die Nebensymptome in der Regel in einem anderen Leibesbereich anzutreffen. Ist das Hauptsymptom im Gemütsbereich angesiedelt, finden sich im allgemeinen die Nebensymptome im Leibesbereich.

7. Es ist nicht ausgeschlossen, daß das aufgrund der gegenwärtigen Totalität indizierte chronische Mittel auch auf schon vorher bestehende chronische, jetzt noch anhaltende Symptome paßt. Dieser Sachverhalt bildet allerdings eher die Ausnahme.

8. Dieser, den Anfängen der Homöopathie selbstverständliche Entwurf der Totalität ermöglicht auch eine konkretere Einschätzung des Therapieverlaufs. Ist nämlich das passendste Mittel einmal verabreicht, so hat sich in der Folgezeit das Hauptsymptom zu bessern und nicht nur die den Patienten im großen und ganzen weniger belästigende Nebensymptomatologie. Anderen Ansätzen, die zwischen Haupt- und Nebensymptomen nicht zu unterscheiden wissen, verschwimmt hier zuweilen die korrekte Beurteilung, so daß Änderungen in der Nebensymptomatologie bereits als Behandlungserfolg gewertet werden.

9. Wer im chronischen Fall die Trennung der Haupt- und Nebensymptome von den alten, nicht zur gegenwärtigen Totalität gehörenden Symptomen unterläßt, d. h. alle je gewesenen chronischen Symptome bei der Fallanalyse zusammenzieht, wird nicht nur häufig das Simile verpassen, sondern auch immer wieder ein Mitglied desselben kleinen Kreises großer chronischer Mittel herausbekommen. Er wird sich dann über verpaßte oder nur außerordentlich langsam gelingende Heilungen wundern. Daß bei solchem Vorgehen die mit den Grundlagen der Homöopathie unvereinbare Konstitutionsmittelidee Pate steht, soll hier nicht weiter ausgeführt werden. Die Rückbesinnung auf den ursprünglichen Ansatz läßt denn auch andere, z. B. sogenannte kleinere Mittel notwendig werden, so daß man nachvollziehen kann, weshalb die Praktiker des vergangenen Jahrhunderts auf Prüfungen weiterer Mittel und den damit verbundenen Ausbau der Materia medica homoeopathica drängten.

10. Auf Sonderfälle, z. B. Vorliegen eines uncharakteristischen Hauptsymptoms bei gleichzeitigem Fehlen von Nebensymptomen, was auf

das Thema *einseitige Krankheiten* verweist, soll hier nicht eingegangen werden.

Nach Bönninghausen[12] muß „der *Genius des Heilmittels* in allen Beziehungen dem *Genius der Gesammtkrankheit,* wie er sich durch seine charakteristischen Symptome zu erkennen giebt, genau entsprechen". Dies sei exemplarisch für das Hauptsymptom der oben angeführten Hahnemann-Kasuistik mit Hilfe des Bönninghausenschen „Therapeutischen Taschenbuchs" dahingehend überprüft, ob die verordnete Arznei, Bryonia, in den entsprechenden Rubriken in den beiden obersten Gradstufen, die den Genius repräsentieren, vorkommt.

Bewegung < [307]: BRY.
Auftreten < [305]: BRY.
Stechen [184]: BRY.
Herzgrube [66]: BRY.
Liegen > [366]: BRY.

Bryonia ist in allen Rubriken im höchsten Grad vertreten.

Die gesamte hier dargelegte Methodik läßt sich mit einer Zielscheibe vergleichen, wobei das schwarze Zentrum dem Hauptsymptom, die umgebenden Ringe den Nebensymptomen entsprechen. Ob sich das Hauptsymptom tatsächlich immer in den rangmäßig höchsten Graden widerzuspiegeln hat, muß allerdings offen bleiben.

Durch die Untergliederung der Symptomentotalität in Haupt- und Nebensymptome wird auch Hahnemanns Anweisung, manche Mittel nur einmal während der chronischen Behandlung zu verordnen, verständlich. Gemeint ist nämlich, während der jeweiligen Krankheit und nicht im Verlaufe des gesamten Lebens.

Wie reiht sich in das Schema von Haupt- und Nebensymptomen die Heringsche Anweisung, die zuletzt entstandenen Beschwerden zuerst zu behandeln, ein?[13] Darunter ist nichts anderes zu verstehen, als die gegenwärtige Totalität von Haupt- und Nebensymptomen, derentwegen der Patient den Arzt aufsucht, hinsichtlich der Mittelwahl einzig ins Auge zu fassen.

---

[12] Bönninghausen, C. v. Die Aphorismen des Hippokrates. Nachdr. Göttingen 1979 ([1]1863), S. 407.

[13] Hering, C. Homöopathischer Hausarzt. 14. Aufl. Stuttgart 1876 ([1]1835), S. 13.
Hering, C. Hahnemann's Three Rules Concerning the Rank of Symptoms. Hahnemannian Monthly 1 (1865) 7–8.

Da Hahnemann den Begriff *Nebensymptom* für zwei unterschiedliche Sachverhalte verwendete, soll im folgenden eine Abgrenzung vorgenommen werden:

1. Nebensymptome sind solche, die auf ein Hauptsymptom verweisen, wovon Hahnemann in mehreren Paragraphen des Organon spricht (vgl. Anm. 7).

2. Eine davon verschiedene Art von Nebensymptomen kann sich nach einer in kurativer Absicht verordneten Arznei bei feinfühligen, reizbaren Kranken unvorhersehbar, d.h. *unregelmäßig* einstellen (vgl. ORG VI, §§ 142, 156, 163, 274). Um Verwechslungen zu meiden, könnte hier künftig die Bezeichnung *intrakurative Nebensymptome* verwendet werden.

3. Von den intrakurativen Nebensymptomen der Homöopthie sind die sogenannten Nebenwirkungen der Schultherapie zu trennen. Letztere gehören nämlich von vornherein feststehend, an einem Kollektiv sichtbar und zwar *regelmäßig* zu den Wirkungen[14].

Die Entdeckung der Wichtigkeit der den sonstigen Therapieverfahren[15] für die Arzneiwahl unbedeutend erscheinenden Nebensymptome ist ein großes medizinisches Verdienst Hahnemanns. Diese Nebensymptome geben nicht nur den Ausschlag bei der Similewahl[16], sie können laut Bönninghausen das passende Mittel in Ausnahmefällen sogar allein bestimmen, wenn sie durchgängig einem Mittel entsprechen, auch wenn dieses das Hauptsymptom nicht aufweist.[17]

---

[14] Nur der Vollständigkeit halber sei hier ergänzt, daß die Rede von *Wirkungen* Kausalität voraussetzt. Da diese nur bei Körpern vorfindlich ist, muß im vorhinein der Mensch als Körper angesetzt werden, wie es die Schultherapie mit allen daraus erwachsenden Konsequenzen auch vollzieht.

[15] Allerdings flossen in die Symptomenerhebung der Medizin zu Lebzeiten Hahnemanns durchaus Nebensymptome eines Hauptleidens ein, wie beispielsweise aus Kasuistiken des von C. W. Hufeland geleiteten „Journal der practischen Arzneykunde und Wundarzneykunst" zu ersehen ist [vgl. 13 (1801), 2, 163-164; 13 (1801), 3, 55-58; 14 (1802), 1, 24-26; 14 (1802), 3, 93-94; 17 (1803), 2, 129-130; 19 (1804), 2, 83-84], nur spielten sie keine entscheidende Rolle bei der Mittelwahl.

[16] Bönninghausen, C. v. Die Aphorismen des Hippokrates. Nachdr. Göttingen 1979 ([1]1863), S. 71, 327 u. 386.

[17] Bönninghausen, C. v. Kleine medizinische Schriften. Hrsg. K.-H. Gypser. Heidelberg 1984, S. 628-629. Hier (S. 629) wird auch deutlich, daß sich Hahnemanns, in ORG VI, § 153, ausgesprochene Anweisung in die dargelegte Fassung der Totalität nahtlos einfügt.

Denkbare Einwände gegen das hier Vorgetragene könnten etwa lauten: Die Trennung in Haupt- und Nebensymptome im chronischen Fall sei nichts Neues und werde heute üblicherweise gehandhabt. Dem ist zu entgegnen, daß nicht der Anspruch erhoben wird, etwas grundlegend Neues mitgeteilt zu haben. Vielmehr handelt es sich um die Hervorbringung eines einst geläufigen, später vergessenen Gedankengutes, das hauptsächlich im Zuge des Kentianismus verlorengegangen ist, wofür Braun, aber auch andere wie beispielsweise Voegeli[18], Belege bieten. So enthält denn auch die zeitgenössische homöopathische Literatur des In- und Auslands keinerlei Aussagen, etwa in Form von Kasuistiken, über die Aufteilung einer Patientensymptomatologie in Haupt- und Nebensymptome.

Glees, im Januar 1994   Dr. med. Klaus-Henning Gypser

---

[18] Vgl. Voegeli, A. Heilkunst in neuer Sicht. 2. Aufl. Ulm 1961, S. 256–257.

Über den Gebrauch von Hochpotenzen in der homöopathischen Praxis[1]

Die große medizinische Kraft und kurative Wirksamkeit der hohen und höchsten Potenzen, oder, deutlicher ausgedrückt, der Dynamisationen von gewissenhaft hergestellten homöopathischen Arzneimitteln, konnte seitens der erfahrensten und ehrenwertesten Praktiker in einer Weise überzeugend geprüft und bewiesen werden, daß die Hartnäckigkeit, mit der viele vorgebliche Homöopathen den Gebrauch der Hochpotenzen in ihrer Praxis nicht nur ablehnen, sondern dieselben *a priori* als in jeglicher Hinsicht unwirksam bezeichnen und sich darum bemühen, jede Meinungsäußerung, welche den Hochpotenzen auch nur die geringste medizinische Wirksamkeit oder Kraft zuschreibt, zu verhöhnen, letztlich recht seltsam erscheinen muß. Und doch wird kein Unparteiischer, der diese Frage in der dafür einzig und allein zuverlässigen Vorgehensweise, auf dem Wege der Erfahrung, überprüft hat, leugnen, daß die Entdeckung der Hochpotenzen einen der wunderbarsten Fortschritte in der Wissenschaft der Homöopathie darstellt und keine andere Neuerung innerhalb der homöopathischen Vorgehensweise mit ihr konkurrieren kann. Der unsterbliche Hahnemann, dessen Begabung manchmal wirklich als von höherer Stelle gegeben zu sein scheint, gelangte in den letzten Jahren seines Lebens zu einer tiefen Überzeugung bezüglich der Wirksamkeit von Hochpotenzen und ging in der Herstellung, wie auch in der Dosierung seiner Arzneimittel, dementsprechend zeitweise anders vor, als in seinen vormals veröffentlichten Werken empfohlen; die daraufhin eingeführten Modifikationen sollten in der letzten Auflage seines „Organons" der Weltöffentlichkeit vorgestellt werden. Diese Auflage konnte unglücklicherweise niemals erscheinen, wenngleich mir durch mehrere Briefe Hahnemanns an mich bekannt ist, daß er dieses Werk vollendet und ein druckreifes Manuskript vorzuliegen hatte, als der Tod ihn traf. Es ist allgemein bekannt, durch wessen Interessen die Veröffentlichung dieser bedeutendsten Arbeit verhindert wurde.

Doch mittels dieser Briefe des großen Lehrers, er ehrte und bereicherte mich durch sie für die Dauer von mehr als 14 Jahren, der letzte wurde knapp zwei Monate vor seinem Tod diktiert und mit bereits zitternder Hand unterzeichnet, ist mir seine Einstellung bezüglich der hohen Dynamisationen sehr wohl bekannt, desgleichen bin ich seiner uneingeschränkten Anerkennung der Ansichten und Vorgehensweisen meinerseits als auch meiner Freunde (Stapf und Gross[2]) in diesen Punkten versichert. Somit lag mein anfängliches Bemühen durchaus nicht allein im Wunsch nach Innovation begründet. Ein Artikel dazu erschien in den „Neuen Archiven für die homöopathische Heilkunst" (Band 1, Nummer 2, Seite 36) und wurde von meinem Freund Stapf mit einigen Anmerkungen versehen, die sich wiederum auf Fälle von Gross und eigene Fälle beziehen und in voller Übereinstimmung mit meiner Sichtweise und meinen Erfahrungen diesbezüglich stehen.

Ich darf wohl feststellen, daß Homöopathen, zumindest diejenigen, die vorgeblich mit größtem Erfolg unsere arzneilichen Agenzien bis hin zu der 30. Potenz angewendet haben, kein Recht dazu haben, die höheren Potenzen *a priori* abzulehnen. Sicherlich wird es niemand wagen, zu behaupten, daß in der 30. Potenz eines Arzneimittels der Materia medica noch die Ausgangssubstanz im *materiellen* Sinne vorhanden ist; der homöopathische Arzt weiß, daß kein wahrnehmbarer Unterschied zwischen einer 24. und 30. Potenz festzustellen ist, wenngleich Unterschiede in *materieller* Hinsicht gewiß bestehen. Allein dieser Sachverhalt sollte ausreichen, um überzeugend zu beweisen, auf jeden Fall aber, um die Annahme zu stützen, daß die medizinische Kraft eines arzneilichen Agens, obschon (wenn es erlaubt ist, diesen Ausdruck zu verwenden) der Arnzei *innewohnend*, doch in keinster Weise mit dieser Arznei *identisch* oder dieser *inhärent* ist, und daß dieses geheimnisvolle Prinzip, welches der Reichweite des Chemikers entzogen ist, nicht unter den Gesetzmäßigkeiten betrachtet werden kann, die für meßbare Substanzen ihre Gültigkeit besitzen, und daß folglich die Entfaltung und Ausbreitung ihrer Wirkung derjenigen verwandt ist, die für andere nicht meßbare Prinzipien gilt (Licht, Wärme, Elektrizität, Magnetismus). Ich habe noch in diesem Jahr mit einer Reihe von vergleichenden Experimenten begonnen, die den Einfluß ermitteln sollen, den bestimmte Substanzen auf an sich indifferente Pflanzen durch starkes Verreiben oder Schütteln ausüben können; schon jetzt lassen diese Experimente, welche ich weiter fortzuführen gedenke, die Formulierung eindeutig positiver und überaus schlüssiger Ergebnisse zu, die aufzeigen können, daß das Leben der

Pflanzen in hohem Grade empfänglich für die Beeinflussung durch hohes Potenzieren ist. Ich möchte diese Experimente und ihre Ergebnisse in Kürze der Öffentlichkeit vorstellen. Ich bin darüber hinaus sehr hoffnungsvoll, daß sich aus ebendiesen Ergebnissen schließlich ein bis heute unbekanntes Gesetz folgern lassen wird, das uns in einer Art und Weise frappieren wird, wie das Gesetz „similia similibus". Alle verständig und genau ausgeführten Experimente dieser Art sind als Fragen an die Natur anzusehen, und der „aufrichtig Suchende" kann sicher sein, Antworten zu erhalten; diese sind von unendlich höherem Wert als sämtliche „Ansichten" und theoretischen Anschauungen der Welt; von letzteren sind, aufrichtig eingestanden, die einen meistens so wertvoll wie die anderen – will sagen wertlos.

Eingedenk des Mottos unseres großen Lehrers, „aude sapere", sollte sich jeder aufrichtig für die Weiterentwicklung unserer sublimen Wissenschaft eintretende Homöopath wenigstens darauf einlassen, die Ergebnisse eines Experimentes und die Ansichten und Vorschläge seiner Berufskollegen zu begutachten, anstatt diese *a priori* abzulehnen, und dieses wiederum nur deshalb, weil sie nicht mit dem sogenannten „gesunden Menschenverstand" in Übereinstimmung stehen, um sie dann mit etwaigen gewiß unfairen Waffen anzugreifen, wie sie vormals von den Ultra-Allopathen gegen die Homöopathie vorgeschoben wurden, was oftmals wohl kaum ehrenhaft oder auch nur anständig zu nennen ist. Wir dachten niemals daran, einem blinden Glauben an die Wahrheit und Richtigkeit unserer Aussagen und Behauptungen in hochtrabender Art und Weise das Wort zu reden; alles, was wir von unseren Kollegen verlangen, ist, daß sie einer Überprüfung jener Aussagen und Behauptungen durch den einzig verläßlichen Versuch, den der Erfahrung, zustimmen möchten; und wir appelieren an sie, ersuchen sie, mit den Worten des unvergeßlichen Hahnemann, unsere Erfahrungen zu wiederholen, jedoch in akkurater Art und Weise und exakter Übereinstimmung mit den vorliegenden; und ihr werdet schon bald mit den eigenen Augen sehen, ob unsere Aussagen auf dem Boden der Wahrheit oder dem des Irrtums begründet sind.

Es muß jedoch hinzugefügt werden, daß die korrekte und akkurate Wiederholung homöopathischer Experimente alles andere als einfach ist und die bestehenden Schwierigkeiten vollkommen überwunden sein müssen, bevor die Ergebnisse als zuverlässig und schlüssig angesehen werden können. Der homöopathische Forscher braucht ein *vollkomme-*

nes Wissen über die homöopathische Wissenschaft, genauer, über die *Materia medica, und soll streng und gewissenhaft den Instruktionen des großen Begründers der homöopathischen Lehre folgen.* Der wichtigste Punkt besteht gewiß darin, stets das richtige Arzneimittel auszuwählen; doch bleibt dabei noch immer von gleicher Wichtigkeit, einer unbesonnenen Wiederholung von Gaben des jeweils verschriebenen Arzneimittels, einem voreiligen Gebrauch neuer Agenzien an Stelle der vorherigen oder dem schnellen Wechsel zwischen verschiedenen Heilmitteln behutsam vorzubeugen. Die höheren Dynamisationen homöopathischer Arzneimittel beanspruchen hierbei eine besonders vorsichtige Vorgehensweise, da die Erfahrung zeigte, daß sie langsamer, aber dafür kontinuierlicher und länger wirken als die tieferen Verschüttelungen und daß sich ihre Anwendung am allerwenigsten mit Wiederholungen ohne entsprechende zwischendurch verabreichte Medikamente verträgt. Dementsprechend kann ein homöopathischer Arzt, der nicht mit Genauigkeit das jeweils erforderliche Arzneimittel auszuwählen versteht oder sich selbst nicht für hinreichend mit moralischer Stärke versehen erachtet, um ruhig die Wirkung eines verschriebenen Arzneimittels abzuwarten, obgleich eine gewisse Zeit bis zur Manifestation von dessen Wirkung verstreichen muß, keine sicheren und zuverlässigen Ergebnisse in seinen Forschungen erwarten oder gar sein Versagen der Methode oder den von seiten anderer verabreichten Agenzien zuschreiben, vielmehr muß er sein Unvermögen offen und ehrenhaft den ihm selbst entgegenstehenden Hindernissen, ob subjektiv oder objektiv, zuschreiben, da sie es sind, die den Erfolg seiner Forschungen verhindern. Jedem homöopathischen Arzt, der sich eine gewisse Erfahrung und Praxis erworben hat, wird eine Vielzahl von Fällen bekannt sein, in denen er jeglicher Erfordernis gerecht zu werden vermeint, und allein auf diese Fälle sollte er, ohne Schaden für seine Patienten oder Einbußen bezüglich seines eigenen Ansehens hinnehmen zu müssen, die Forschungen zunächst beschränken.

Hiermit habe ich zum ersten Male die Ehre, mich direkt an meine hochgeschätzten britischen Kollegen wenden zu dürfen, und ich möchte um die Erlaubnis bitten, an dieser Stelle einige Erklärungen einzufügen, bevor ich mit der Schilderung meiner Fälle beginne.

Das Anlegen eines Registers über jeden Fall wurde für mich, entsprechend der beispielhaften Vorgehensweise Hahnemanns, zu einer unumstößlichen Notwendigkeit. Nun, da sich meine Praxis immer weiter ausgedehnt hat, wird es leicht einzusehen sein, daß ich kaum über die Zeit verfüge, jeden Sachverhalt, jedes Symptom oder jede Indikation minutiös niederzuschreiben, und ich muß mich auf jene Symptome und charakteristischen Indikationen beschränken, die zu der Wahl des Arzneimittels das Wesentliche beitragen können, dessen Kenntnis allerdings allein durch ein lange fortdauerndes und kontinuierliches Studium der homöopathischen Materia medica pura möglich ist. Die Falldarstellungen und pathologischen Beschreibungen sind aus genanntem Grund stets recht kurz, obgleich ich dennoch darauf vertraue, daß sie hinreichend klar und deutlich sind, um den zur Indikation notwendigen Erfordernissen zu genügen und um die Wahl des jeweils verabreichten Arzneimittels begründen zu können. Da ich jetzt kaum dazu geneigt bin, aus der so überaus trügerischen Erinnerung heraus irgendetwas hinzuzufügen, will ich hoffen, daß mich niemand für meine Beschränkung auf die buchstabengetreue Schilderung der besagten Fälle, ganz so, wie sie sich in meinen Krankenjournalen befinden, tadeln wird. Ich füge die Journalnummern und Seitenzahlen jeweils hinzu, damit sich jeder, der meine Aussagen in Frage zu stellen und mich vielleicht sogar persönlich mit einem Besuch zu beehren plant, in einfacher Weise im Original des jeweiligen Krankenjournals von der perfekten Richtigkeit meiner Aussagen überzeugen kann. Meine Krankenjournale zählen momentan 80 Quartbände, die ich zum Zwecke des gezielten Nachschlagens mit einem akkuraten Index versehen habe, mit dessen Hilfe ich schnell jeden beliebigen gesuchten Fall aufzufinden vermag. In Anbetracht der langen und minutiösen Beschreibungen von Details aus meinen mehrere Seiten umfassenden Fällen, kann ich nicht umhin, anzumerken, daß sie nicht selten noch zu sehr etwa historischen Romanzen ähneln, die zwar im wesentlichen auf Tatsachen basieren, jedoch in vielen Einzelheiten verschönt wirken. Doch weiß der homöopathische Arzt, daß die Auswahl des richtigen Arzneimittels aus einer Gruppe von Medikamenten, die alle auf Grund einzelner Hauptcharakteristika indiziert zu sein scheinen, in hohem Maße von den jeweiligen Umständen und deren jeweils ganz eigener Einschätzung abhängt; somit erfüllen etwa erdichtetes Beiwerk oder Reminiszenzen, die noch allzuoft nach Pathologien der alten Schule schmecken, nur den Zweck der Verwirrung und führen zu Verwechselungen.

Dieses mit Nachdruck vorausschickend, komme ich nun im Einverständnis und mit der Bitte meines exzellenten Kollegen und Freundes

Mr. Wilson aus London zur Schilderung einiger Fälle aus meinen Krankenjournalen — eine Bitte übrigens, der ich bereitwillig Folge leiste, da ich fest davon überzeugt bin, daß die Wohltaten unserer vortrefflichen Wissenschaft gerade von Großbritannien aus Verbreitung über einen beträchtlichen Teil der zivilen Welt finden werden. Ich bin mir darüber völlig im klaren, daß die Verbreitung der jungen Lehre in Großbritannien viele Bemühungen erforderte und erfordern wird und Drangsalierungen ausgesetzt war und sein wird, vor allem, und dieses klingt in der Tat recht eigenartig, von seiten mancher Universitäten, die sich der Freiheit der Lehre rühmen. Doch hege ich im Vertrauen auf die alles überwindende Kraft der Wahrheit keinen Zweifel an dem letztlich doch zu erwartenden Triumph der Homöopathie; ich setze auf den englischen Eifer, allem Guten und Nützlichen zum Vorteil zu verhelfen. Deutschland war in der Tat von alters her die Wiege der meisten Erfindungen, doch sie alle bedurften eines Wachstums über die Landesgrenzen hinaus und fanden so — vor allem in England — einen fruchtbaren Boden, der ihnen Reife und Verbreitung ermöglichte. Hiermit reiche ich meinen teuren britischen Kollegen, über die uns trennende Entfernung hinweg, die Hand eines Bruders, und rufe euch einmal mehr das Motto unseres verstorbenen Lehrers und Meisters zu — „Aude sapere!"

Fälle

1 (Band 78, Seite 116). W. Soh. W. -, Landwirt, siebenunddreißig Jahre alt, leidet seit drei oder vier Monaten an Stichen in der linken Seite, die sich verschlimmern, wenn sich der Patient viel bewegt, hart arbeitet oder sich aufregt; Ruhe wird als angenehm empfunden; Herzklopfen, besonders beim Erwachen. Morgens Husten, mit putridem, gelbem Auswurf (früher war dieser von schwarzen Streifen durchzogen); Atembeklemmung im warmen Zimmer.

(*Vor achtzehn Monaten wurde der Patient auf den Feldern durch und durch naß*, worin die ursprüngliche Ursache seiner Krankheit besteht, im letzten Sommer hatte er Fieber, in dessen Folge es ihm für einige Monate einigermaßen erträglich ging.) Er fühlt sich abends schlechter; er spürt abends ein Unbehagen in den Gliedern. Kälte führt bei ihm zu einer Verschlimmerung. Jucken an den Schulterblättern und im Brustkorb.

Der Patient kann keinerlei Hinweise bezüglich der allopathischen Mittel machen, die er anwendete, bevor er zu mir kam.

10. März, 1851- 1, *Rhus toxicodendron*; 2, *Bryonia*; 3, *Rhus toxicodendron*, 200 (id est von jedem Arzneimittel zwei Globuli, befeuchtet mit der 200. Dynamisation der Zentesimalskala). Eine Dosis ist jeden fünften Abend einzunehmen.

30. März. Verbesserung aller Symptome, aber keines von ihnen ist vollständig beseitigt. 1.*Calcium carbonicum*, 2000 (Jenichen[3]); 2 bis 4 §. (Saccharum lactis — das Symbol wurde von Hahnemann für die Anwendung dieser Substanz verwendet). Eine Dosis ist jeweils jeden fünften Abend einzunehmen.

18. April. Beträchtliche Besserung. 1 bis 4 §. Eine Dosis jeden fünften Abend.

8. Mai. Keine weitere Verbesserung. Angst und Bedrückung beim Sich-Niederlegen nach den Mahlzeiten. Schlaflosigkeit im ersten Teil der Nacht. 1.*Lycopodium* 2000 (Jenichen); 2 bis 4 §. Eine Dosis jeden fünften Abend.

3. Mai. Einige Furunkel an den Armen; ansonsten durchaus wohlauf. 1 bis 4 §. Eine Dosis jeden fünften Abend.

Vollständig geheilt.

2 (Band 78, Seite 120). L.G. -, Haushälterin, neununddreißigjährig, unverheiratet, wohnt in Münster. Leidet seit den letzten fünfzehn Monaten an *gastrischem Fieber* (die Benennung erfolgte von seiten der allopathischen Schule), begleitet von reichlichem Schwitzen (daher auch als *schwitzendes Fieber* bezeichnet). Am Morgen beim Aufstehen, schleimiger Auswurf. Sie verträgt keine fettige Nahrung. Hartnäckige Verstopfung; sie muß gezwungenermaßen zu Abführmitteln greifen, um Stuhl absetzen zu können. Kreuzschmerzen, beides beim Herumgehen und beim Sitzen oder Liegen. Schwere in der Stirn. Starke Schweiße im Bett zur Mitte der Nacht und früh am Morgen; Schweiße beim Sich-Niedersetzen, nach der kleinsten Anstrengung, reichlich am Rücken, unter den Achseln und an den Genitalien. Kein Durst. Gefühl der Mattigkeit am frühen Morgen. Kopfschmerzen nach den Mahlzeiten. Disposition zu Melancholie. Sie bezweifelt ihre mögliche Genesung.

Seit dem Beginn der Krankheit, bis hin zu der Zeit, in der ich sie betreute, wurde die Patientin allopathisch behandelt und wurde dabei buchstäblich durchtränkt mit allen Arten von Arzneien, die wohl, wie auch immer, lediglich bewirkten, daß sich ihr Befinden von einem schlechten zu einem noch schlechteren Zustand entwickelte. Die Verordnungen bestanden im eher willkürlichen Gebrauch besonders nachfolgender Mittel: *Potio Riveri, Spiritus Mindereri, Rheum, Spiritus Salisdulcis, Ammonium muriaticum, Acidum muriaticum, Senna, Colchicum autumnale, Kalium aceticum* und *Sulfur, Valeriana*[4], etc.

12. März, 1851. 1, *Sepia* 2000 (Jenichen); 2 bis 4 §. Das Pulver ist in drei Teelöffeln mit Wasser aufzulösen; ein Teelöffel voll ist jede Nacht einzunehmen.

29. März. Erhebliche Besserung in jeder Hinsicht. 1, *Sepia* 4000 (Jenichen); 2 bis 4 §. Zur Einnahme wie zuvor.

16. April. Noch etwas Kreuzschmerzen und Kopfschmerzen nach jeglicher Anstrengung; in den letzten vier Tagen Schwitzen während des Schlafes. 1, *Sulfur* 4000 (Jenichen); 2 bis 4 §. Zur Einnahme wie zuvor.

5. Mai. Das Fieber, das sie letztes Jahr zu Beginn ihrer Krankheit hatte, trat gestern erneut auf. Nachts mit Durst und Kopfschmerzen; sie fühlt sich heute dennoch besser. 1, *Sepia* 6000; 2 bis 4 §. Zur Einnahme wie zuvor.

Vollständige Genesung. Sie fühlt sich wohler als jemals zuvor in ihrem Leben.

3 (Band 78, Seite 126) B.B. -, ein dreizehnjähriger Junge, litt seit drei Monaten an einer enormen Schwellung der Parotis, die nicht mit heftigen Schmerzen einherging. Er war bisher in allopathischer Behandlung, ohne jedoch auch nur den geringsten Nutzen daraus gezogen zu haben, vergaß die verordneten Arzneimittel mitzubringen.

15. März, 1851. 1, *Sulfur* 2000; 2, *Psorinum* 200; 3, *Sulfur* 2000; 4 §. Je ein Pulver zur Einnahme jeden fünften Abend.

5. April. Keine Änderung. Brachte einige der zuvor verwendeten allopathischen Arzneimittel mit, wodurch ich erfuhr, daß er unter anderem *Tartarus stibiatus*[5], *Mercurius, Sulfur* und *Camphora* genommen hatte. 1, *Calcium* 2000 (Jenichen); 2 bis 4 §. Je ein Pulver zur Einnahme jeden fünften Abend.

28. April. Die Schwellung der Drüse ist sehr zurückgegangen. 1 bis 4 §. Je ein Pulver zur Einnahme jeden fünften Abend.

17. Mai. Es verbleibt eine nur sehr geringe Schwellung. 1, *Calcarea* 3000; 2 bis 4 §. Je ein Pulver zur Einnahme jeden fünften Abend.

Vollständig geheilt.

4 (Band 78, Seite 127). B.B. -, ein sechzehnjähriges Mädchen, wohnhaft in Münster; sie ist seit drei Jahren von einem stinkenden blutig-eitrigen Ausfluß aus dem linken Ohr befallen; der Ausfluß ist nicht von Schmerzen begleitet. Schneidender Schmerz an der Stirn. Chronische Entzündung der Augen, allerdings weniger schlimm als früher. Diarrhö mit Protrusio des Rectums. Die Monatsblutung tritt regelmäßig ein, dauert aber zu lange; starke Schmerzen im Abdomen gehen ihr voraus. (Ihre Mutter wurde, während sie mit ihr schwanger war, von einem langwierigen nervösen Fieber befallen.)

Die Patientin wurde für einen gewissen Zeitraum von einem Homöopathen aus der Stadt behandelt, welcher mittlerweile verstorben ist, doch erfuhr sie durch diese Behandlung nur eine unbedeutende Linderung, eine geringfügige Besserung wurde in bezug auf die Diarrhö und die Ophthalmie erzielt.

18. März, 1851. 1, *Sulfur* 2000; 2, §; 3, *Sulfur* 2000; 4, §. Je ein Pulver zur Einnahme jeden fünften Abend.

13. April. Beträchtliche Besserung aller Symptome. Der Ausfluß aus dem Ohr ist vermindert, jedoch noch nicht vollständig beseitigt. 1, *Calcarea* 2000; 2 bis 4 §. Je ein Pulver zur Einnahme jeden fünften Abend.

Vollständig geheilt.

5 (Band 80, Seite 131). T.B. -, eine unverheiratete fünfunddreißigjährige Frau; seit einigen Jahren von Schmerzen in der Milz befallen, die Stichen ähneln und sich von der Milz zur linken Seite des Brustkorbes hin ausbreiten; die Schmerzen sind am schlimmsten am Abend und nach jeglicher Anstrengung. Geschwollene Füße, am Abend. Zittern der Gliedmaßen. Sie schwitzt leicht und reichlich, besonders nachts und beim Sich-Niederlegen nach jeder Anstregung. Sie verträgt keine fettige Nahrung. Verstopfung.

Die Patientin war in der Hand mehrerer allopathischer Ärzte, welche ihr eine große Anzahl von Medikamenten gaben, die ihrerseits kein anderes Ergebnis hervorbrachten, als die Befindlichkeit der Patientin vom Schlechten zum noch Schlechteren hin zu verändern. *Ferrum* und *Valerina* schienen die bevorzugten Mittel der Quacksalbertherapie gewesen zu sein.

15. März, 1851. 1,*Sepia* 200; 2, *Igantia amara*, 200; 3, *Sepia* 200; 4 §. Je ein Pulver zur Einnahme jeden fünften Abend.

21. April. Beträchtliche Verbesserung, wenngleich noch keine vollständige Wiederherstellung der Gesundheit. Diarrhö nach dem Genuß öliger Nahrungsmittel. 1, *Sepia* 2000 (Jenichen); 2 bis 4 §. Je ein Pulver zur Einnahme jeden fünften Abend.

Vollständige Heilung.

6 (Band 80, Seite 138). H.L. -, aus H -, Maler und Glaser, zwanzig Jahre alt; litt seit dem Sommer letzten Jahres an Stichen in der rechten Seite des Brustkorbes, begleitet von einem Ziehen in den Gliedern, und einem Schlagen in der Stirn, besonders über dem linken Auge; die Symptome sind am schlimmsten bei nassem stürmischem Wetter, Schnee, Rauhreif, und am Abend, wenn er sich zur Ruhe begibt, jedoch auch dann, wenn der Patient spazierengeht oder sich in anderer Weise anstrengt. Kann vor Mitternacht nicht schlafen, da ihn ein peinigender Husten mit Krämpfen und anstrengendem Auswurf salzigen Schleims quält; nach dem Auswurf verspürt der Patient im Brustkorb ein wenig Erleichterung. Er kann nur auf der linken Seite liegen (Phthisis tuberculosa!). Brot, Suppen, Eierkuchen, Schweinefleisch und alle fettige Nahrung verträgt er nicht. Er friert sehr und fühlt sich in der Kälte stets schlechter. Wenig Durst. Er ist völlig kraftlos; er ist nicht imstande, weiterhin zu arbeiten.

Der Patient befand sich für die Dauer von neun Monaten in allopathischer Behandlung und durfte hierbei in kultivierter und ausgedehnter Art und Weise Bekanntschaft mit den Arzneimitteln der Pharmakopöe schließen. *Ammonium muriaticum* und *Tartarus stibiatus* schienen die bevorzugt angewendeten Arzneimittel gewesen zu sein. Sein Fall geriet, wie dem auch immer sei, schlechter und schlechter, bis ihn sein Arzt endlich in den reichlichen Genuß der Heilkräfte eines aus *Lichen islandicus*[6] zubereiteten Tees kommen ließ, dessen erfolgreiche Wirkung aber ebenfalls ausblieb.

16. März, 1851. 1, *Kalium carbonicum* 200; 2, *Sulfur* 200; 3, *Kalium carbonicum* 200; 4, §. Je ein Pulver zur Einnahme jeden fünften Abend.

7. April. Beträchtliche Besserung aller Symptome, wenngleich keines von ihnen vollständig verschwunden war. Der Auswurf hatte keinen salzigen Geschmack mehr und war nun völlig geschmacklos. Am Abend, Beklemmung im Brustkorb, beim Sitzen. 1, *Phosphorus* 2000; 2 bis 4 §. Je ein Pulver zur Einnahme jeden fünften Tag.

30. April. *Phosphorus* hatte keinen günstigen Einfluß auf den Organismus; die Beklemmung im Brustkorb ist schlimmer als zuvor. 1, *Nux vomica* 200; 2,*Kalium carbonicum* 2000; 4 §. Je ein Pulver zur Einnahme jeden fünften Abend.

Nach der Einnahme dieser Arzneimittel erlangte der Patient die vollständige Gesundheit wieder. Dies ist einer der schwierigen Fälle, die Doktor Dunham aus New York[7] während seines Besuches bei mir mitverfolgte.

7 (Band 78, Seite 137). H.H. - ein achtjähriger Junge, wurde im Alter von sechs Monaten von einem Fieber (pectorales Fieber) befallen und hatte seitdem fortdauernd gelitten. Husten, mit Schmerzen im Brustkorb; der Husten ist am Abend trocken, am Morgen aber begleitet von einem Auswurf süßlichen Eiters, der wie nach Milch oder nach Nüssen schmeckt. Großer Appetit; ißt soviel er kann, fühlt sich aber kaum je richtig satt. Schwitzt sobald er schläft. Brauner Urin am Morgen. Starkes Verlangen nach Trinken von Milch. Beständig Rheum (im Original: „Constant rheum", A.d.Ü.).

Der Patient war bis dahin in allopathischer Behandlung, ohne jedoch davon Nutzen gezogen zu haben. Die Verschreibungen können nicht gut gewesen sein.

18. März, 1851, 1, *Sulfur* 200; 2, §; 3, *Calcium carbonicum* 200; 4 §. Je ein Pulver zur Einnahme jeden achten Tag.

12. April. Beträchtliche Verbesserung aller Symptome, 4 §. Je ein Pulver zur Einnahme jeden achten Tag.

Für den Jungen war kein weiteres Arzneimittel und keine weitere Behandlung vonnöten, um seine Gesundheit, derer er sich bis zum heutigen Tage erfreut, wiederherzustellen.

8 (Band 78, Seite 142). B.H. -, ein vierundzwanzigjähriger Student, wohnhaft in Münster; laborierte seit über einem Jahr an einer eigentümlichen Form von Atembeschwerden; es fühlt sich so an, als befände sich in seinem Rachen eine Art Klappe, welche seinen Atemweg behindert; dieses tritt am schlimmsten abends im Bett auf, wobei sich der Patient oftmals fühlt, als wäre er dabei, zu ersticken. Husten, der nicht von Schmerzen begleitet ist; spärlicher Auswurf, der sich nur mühevoll löst. Empfindung von Mattigkeit im Brustkorb. Beim Atemholen empfindet der Patient den Brustkorb als zu eng. In den frühen Morgenstunden fühlt er sich besser.

Der Patient war in allopathischer Behandlung. Das letzte von seinem Arzt verabreichte Arzneimittel war *Lichen islandicus*, wobei er davon, wie auch von allen anderen ihm verabreichten Medikamenten, nicht den geringsten Nutzen hatte.

19. März, 1851, 1, *Spongia* 200; 2, *Hepar sulfuris calcarea* 200; 3, *Spongia* 200. 4 §. Je ein Pulver zur Einnahme jeden achten Tag.

16. April. Die Empfindung, als ob er eine Klappe im Rachen hätte, ist völlig verschwunden. Die Atembeschwerden sind etwas besser und beschränken sich lediglich auf den Morgen. Husten beim tiefen Atemholen. Kopfschmerzen am Morgen. Empfindung von Kälte im Magen. 1, *Phosphorus* 2000; 2 bis 4 §. Ein Pulver zur Einnahme jeden achten Tag.

14. Mai. Besserung aller Symptome. 1, *Kalium carbonicum* 2000; 2 bis 4 §. Ein Pulver zur Einnahme jeden achten Tag.

18. Juni. Das *Kalium carbonicum* scheint nicht das richtige Mittel gewesen zu sein; vielleicht war dessen Verschreibung verfrüht. Der Patient friert und fröstelt sehr, vor allem morgens; die Empfindung, als ob sich in seinem Rachen eine Klappe befände, kehrte zurück und wird nun vor allem beim Ausatmen besonders verspürt. Herzklopfen kam hinzu. 1, *Spongia* 2000; 2 bis 4 §. Je ein Pulver zur Einnahme jeden achten Tag.

Nach der Einnahme dieser Arzneimittel trat vollständige Heilung ein.

Ich bitte meine homöopathischen Kollegen, ihre besondere Aufmerksamkeit in diesem Fall auf die Konsequenz aus der fehlerhaft verschriebenen Gabe von *Kalium carbonicum* zu richten, wie auch auf die in Fall 6 vorgenommene fehlerhafte Verschreibung von *Phosphorus*. Die schädlichen Konsequenzen aus der Einnahme dieser zwei Dosen belegen eindrucksvoll die Wirkung hoher Dynamisationen auf den Organismus.

9 (Band 78, Seite 145). Sophia S -, ein sechs Monate altes Kind, das plötzlich von der Halsbräune[8] ergriffen wurde, die schnell an Boden gewonnen hatte und das Leben des Kindes gefährdete. Als ich hinzugerufen wurde, zeigte der Fall sämtliche bedrohlichen und gefährlichen Zeichen, und da bereits zwei Stunden vergangen waren, seit die Krankheit eine derartige Wendung genommen hatte, war die Lage um so ernster.

Ich traf auf alle gewöhnlichen Symptome, wie Hitze und Rötung des Gesichtes, Heiserkeit, Husten, der Krupp-ähnlich klang, Rasseln im Rachen, während das Kind schläft.

21. März, 1851. 1, *Aconitum* 200; 2, *Hepar sulfuricum calcarea* 200; 3, *Spongia* 200; 4, *Hepar sulfuricum calcarea* 200. Je ein Pulver zur Einnahme alle fünf Stunden.

Nach der Einnahme des zweiten Pulvers war das Kind bereits fast vollständig genesen, und es bestand dementsprechend kein Bedarf an der Einnahme der Arzneimittel 3 und 4. Ich erwähne diesen Fall hier, um aufzuzeigen, daß hohe Dynamisationen in akuten Fällen durchaus an ihrem Platze sind. Für die Dauer einiger Jahre gebrauchte ich beim Krupp und anderen akuten Krankheiten unveränderlich die 200. Potenz und dieses ohne damit meine Absichten jemals verfehlt zu haben.

10 (Band 78, Seite 151). H.S. -, ein vieranddreißigjähriger Goldschmied; litt seit drei Jahren an einem schlimmen Husten, einhergehend mit Würgen, oftmals auch mit Erbrechen, das dann Erleichterung verschafft; der Auswurf ist spärlich und geschmacklos. Der Husten stellt sich jeden Morgen sofort ein, wenn der Patient Speisen oder Getränke zu sich genommen hat; auch nach dem Rauchen, am schimmsten aber nach dem Genuß von Wein. Der Patient schreibt dem schnellen Trinken sehr heißen Kaffees eine ursächliche Wirkung für den Husten zu. Früher litt er unter der Krätze, die mit *Sulfur* und *Seife* behandelt wurde; ebenso litt er an Gonorrhö, die mit *Copaiva*[9] und *Quecksilber* (letzteres in Dosen von 6 Gran) unterdrückt wurde.

Ich konnte vom Patienten nicht erfahren, welche Medikamente er bis zu Beginn der Betreuung durch mich eingenommen hatte. Er informierte mich lediglich darüber, daß *Oleum Crotonis*[10] und *Pimpinelle*[11] darunter waren, ohne daß er allerdings auch nur den geringsten Nutzen von irgendeinem der ihm verschriebenen Arzneimittel gezogen hätte.

22. März, 1851. 1, *Nux vomica* 200; 2, *Ipecacuanha* 200; 3, *Nux vomica* 20; 4, §. Je ein Pulver zur Einnahme jeden dritten Abend.

14. April. Vierundzwanzig Stunden nach der Einnahme des ersten Pulvers manifestierte sich von selbst eine beträchtliche Besserung, welche bis heute anhält. Die morbiden Symptome zeigen sich jetzt nur noch nach dem Trinken und nicht mehr nach dem Essen. Der Patient empfindet eine Art Verengung oder auch Zusammenziehen in der Urethra beim Harnlassen. 1, *Arsenicum* 3000; 2 bis 4, §. Ein Pulver zur Einnahme jeden fünften Abend.

Drei Wochen später fühlte er sich vollständig genesen; und da ich ihn seitdem nicht wieder gesehen habe oder von ihm gehört habe, obwohl er innerhalb einer Stunde mit der Eisenbahn zu mir gelangen könnte, darf ich wohl annehmen, daß er sich weiterhin guter Gesundheit erfreut.

11 (Band 78, Seite 153). A.C. -, ein dreizehnjähriger Junge, leidet seit zwei Jahren unter Tinea favosa, am behaarten Kopfbereich, und an kleieartigem Bläschenausschlag (Pityriasis), der sich in kleinen isolierten Flecken über den ganzen Körper verteilt. Ansonsten ist der Junge gesund.

In diesem Fall wurden diverse Salben, Öle und Seifen verwendet, auch *Quecksilber*, alles jedoch ohne die gewünschte Wirkung.

23. März, 1851. 1, *Sulfur* 2000; 2, *Sulfur* 4000; 3, §. Je ein Pulver zur Einnahme jeden achten Tag.

19. April. Beträchtliche Besserung. 1, *Sulfur* 6000, 2 bis 4, §. Ein Pulver zur Einnahme jeden achten Tag.

26. Mai. Besserung, aber weniger deutlich als beim letzten Mal. 1, *Calcium carbonicum* 2000; 2 bis 4, §. Ein Pulver zur Einnahme jeden achten Tag.

7. Juli. Weiterhin beträchtliche Besserung. Die meisten der Flecken sind vollständig ausgeheilt. 1, *Silicea* 4000; 2 bis 4, §. Ein Pulver zur Einnahme jeden achten Tag.

Danach verschwand der Ausschlag vollständig. Die Haut nahm wieder ihre natürliche gesunde Farbe an und bis zum heutigen Tage erfreut sich der Junge guter Gesundheit.

12 (Band 78, Seite 174). A.A. -, ein zwölf Monate altes Kind, Sohn eines Lehrers; vor sechs Monaten traten rote Flecken rund um die Augen herum auf, später auch im Gesicht, an den Händen und Armen. Die dem Kind verschriebenen allopathischen Medikamente bewirkten, daß sich der Ausschlag auf die restlichen Körperregionen weiter ausdehnte. Der weitere Verlauf und die Art und Weise, in der sich der Ausschlag zeigte, sind folgendermaßen zu beschreiben. Zuerst wird die Haut rot, und ein wenig Ausfluß tritt auf; danach bildet sich eine gelbe Kruste, unter der sich Eiter befindet; nach Ablauf einiger Tage wird die Kruste dunkelbraun oder schwarz, um sich schließlich abzulösen, wobei sie schnell durch einen erneuten roten Fleck ersetzt wird, der sich dann in gleicher Weise entwickelt, und so weiter. Der Vater, die Mutter und die Großmutter des Kindes litten zu ihrer Zeit an ähnlichen Ausschlägen.

Ich konnte von den Eltern nicht in Erfahrung bringen, welche allopathischen Medikamente dem Kind vormals verschrieben worden waren. Sie konnten mich lediglich darüber informieren, daß der arme kleine Patient reichlich Tee aus *Viola tricolor* (Jacea) zu trinken bekommen hatte.

29. März, 1851. 1, *Sulfur* 2000; 2, *Psorinum* 2000; 3, *Sulfur* 4000; 4, §. Je ein Pulver zur Einnahme jeden fünften Tag.

26. April. Beträchtliche Besserung aller Symptome. 1, *Calcium carbonicum* 2000; 2 bis 4, §. Ein Pulver zur Einnahme jeden fünften Tag.

Danach verschwand der Ausschlag ganz und gar und das Kind ist bis zum heutigen Tage gesund.

13 (Band 78, Seite 209). P.R. -, ein achtzehnjähriges Mädchen; wird seit fünf Jahren von epileptischen Anfällen heimgesucht, die früher nach jeweils längeren Zeitabschnitten auftraten, in jüngster Zeit aber immer häufiger wurden, oftmals fünf- oder sechsmal am Tage. Während der Anfälle verfärbt sich das Gesicht gelblich, die Haut um die Augen herum wird bläulich und das Bewußtsein scheint vollkommen ausgeschaltet zu sein; die Anfälle dauern mindestens fünf Minuten lang; die Menses kommt zu früh und zu stark; vor und während des Eintritts leidet die

Patientin an Spasmen im Abdomen, manchmal auch an Kopfschmerzen; Ängstlichkeit bei Auftreten der Anfälle; ohne Schmerzen oder andere Empfindungen; schwarze Flecken nur unter den Augen, mit blauen Lippen; sehr viel Kälte; kein Durst, sie fühlt sich morgens besser, eingeengt im warmen Zimmer; früher litt sie sehr unter Askariden, nervöses Temperament, unruhig durch heftige Bewegungen, Herzklopfen; ohne Angst.

Obwohl der Allopath weiß, daß derartige Fälle unheilbar sind, bekam sie nichtsdestotrotz eine Reihe verschiedenster Medikamente.

8. April, 1851.1, *Cuprum* 2000; 2 bis 4, §. Ein Pulver zur Einnahme jeden dritten Abend.

29. April. Die Häufigkeit der Anfälle ist sehr zurückgegangen und nurmehr vor und nach der Periode treten einige Anfälle auf; nicht jedoch in der Zeit dazwischen; auch in manch anderer Hinsicht fühlt sie sich besser und sieht auch besser aus. Zu Beginn der Menses, Krämpfe im Abdomen. 1, *Cuprum metallicum* 2000; 2 bis 4, §. Wie zuvor, jeden dritten Abend.

19. Mai. Nach einiger Zeit heftige epileptische Anfälle, während und vor der Menses, mit viel Kälteempfinden und Schmerzen in den Hüften; sie ist sehr melancholisch und nervös vor der monatlichen Unpäßlichkeit. 1, *Calcium carbonicum* 200; 2 bis 4, §. Wie zuvor.

3. Juni. Hatte in letzter Zeit keinen erneuten Anfall. 1 bis 4, §. Wie zuvor.

23. Juni. Ein heftiger epileptischer Anfall bei Einsetzen der Menses, die sehr reichlich war. 1, *Calcium carbonicum* 3000; 2 bis 4, §. Wie zuvor.

9. Juli. Keine Anfälle in den letzten vierzehn Tagen, obgleich sie zur Zeit starken Anstrengungen geistiger Art ausgesetzt war. 1 bis 4, §. Wie zuvor, jeden dritten Abend.

24. Juli. Viele heftige Anfälle während der Zeit der Menstruation, mit Wundheit und Brennen in jener Region. Ich vermute Masturbation. 1, *Phosphorus* 2000; 2 bis 4, §. Wie vormals.

18. September. Sie fühlte sich seit acht Tagen wohl, als sie erneut zur Zeit der Monatsblutung von einem Anfall ergriffen wurde. 1, *Nux vomica* 200; 2 bis 4, §; 3, *Natrium muriaticum* 2000. Je ein Pulver zur Einnahme jeden fünften Abend.

25. Oktober. Bald nach der Einnahme (von 3, *Natrium muriaticum*) hatte sie, zur Zeit der Menses, einen heftigen Anfall, blieb aber seitdem frei davon.

Die Zeit wird zeigen, ob hier von einer Heilung gesprochen werden kann, und wenn ja, ob diese von Dauer sein wird.

14 (Band 78, Seite 217). C.S. -, ein dreizehnjähriges Mädchen, von zarter Konstitution; bekam zunächst Diarrhö, die mit allopathischen Arzneimitteln unter Kontrolle gehalten werden konnte; hierauf folgte ein schlimmer, harter, trockener Husten, der über mehr als vier Monate lang anhielt; am schlimmsten war der Husten abends und an der frischen Luft; der Allgemeinzustand des Kindes ist reduziert; Schmerzen im Brustkorb beim Husten, und starker Schweiß am Abend im Bett. Das Kind fühlt sich sehr viel wohler in einem warmen Zimmer; Stiche an den Schläfen beim Husten, Abneigung gegen Fett und Gemüse; sie hat einen feuchten Ausschlag um das Kinn herum, wo noch einige rote Flecken zu sehen sind; feuchte Ausschläge am Kopf. Die Mutter hatte, während sie mit dem Kind schwanger war, einen Ausschlag am ganzen Körper.

Die Anwendung der allopathischen Arzneimittel blieb ohne Erfolg, unter ihnen befanden sich insbesondere *Ammonium muriaticum*, *Columbuswurzel*[12], *Opium*, *Rheum*, *Cascarilla* und *Spiritus Mindereri*. Als letzte Möglichkeit wurde Zuflucht bei der Homöopathie gesucht.

10. April, 1851. 1 bis 3, *Hepar sulfuris calcarea*; 2, *Spongia*, jeweils in der 200. Potenz; 4, §. Eine Dosis jeden fünften Abend.

3. Mai. Etwas besser; trockener Husten am Abend, hervorgerufen besonders von Tabakrauch. 1, *Petroleum* 200; 2 bis 4, §. Wie zuvor.

26. Mai. Besser in jeder Hinsicht. 1, *Petroleum* 2000; 2 bis 4, §. Hiernach trat vollständige Wiederherstellung der Gesundheit ein.

15 (Band 78, Seite 220). T.P. -, eine unverheiratete fünfzigjährige Dame; litt seit ihrer Jugend an Kopfschmerzen. Konsultierte viele Ärzte, ohne den geringsten Nutzen aus deren Behandlung ziehen zu können; sie fügte sich deshalb in ihr Schicksal und nahm keine Medikamente mehr ein. Von ihren Bekannten wurde ihr geraten, mich zu konsultieren; sie rief mich zu sich, war jedoch in höchstem Maße skeptisch. Der oben erwähnte Kopfschmerz ist noch immer vorhanden; Druck auf dem Schei-

tel, grundsätzlich schlechter vor der Mittagszeit, oft aber auch zunehmend gegen Abend, auch während Bewegung; schlimmer in einem warmen Zimmer; sie erbricht alles, mit Ausnahme von Tierfutter; kurzatmig beim Gehen; sie schläft gut; die mittlerweile nicht mehr eintretende Menses war früher spärlich; oftmals entkräftende Hitze; heftiges und nervöses Temperament, und während der Kopfschmerzen weint sie viel. Sie wurde seit ihrer Jugend durch Anfälle von Erbrechen heimgesucht.

12. April, 1851. 1, *Nux vomica* 1000; 2 bis 4, §. Jeden fünften Abend.

12. Mai. Sie blieb bis zum Ende der vergangenen Woche zu ihrem großen Erstaunen frei von Kopfschmerzen; sie traten dann jedoch mit heftigem Stechen (nicht Pressen) auf dem Scheitel erneut auf, begleitet von saurem und bitterem Erbrechen; Ausschlag an der rechten Augenbraue. 1, *Sepia* 200; 2 bis 4, §. Von jedem Pulver, aufgelöst in Wasser, während dreier aufeinanderfolgender Abende einen Löffel voll; an den zwei folgenden Abenden nichts.

29. Mai. Sie hatte einen sehr schlimmen Anfall, der aber nur einen Tag lang andauerte; etwas Kopfschmerzen, jedoch morgens, im Bett, ein Gefühl von Kriechen und Kribbeln in den Händen. 1, *Sepia* 2000; 2 bis 4, §. Wie zuvor.

20. Juni. Kein Kopfschmerz, sie fühlt sich jetzt wohl. 1, *Sepia* 4000; 2 bis 4, §. Wie zuvor.

Es war keine weitere Medikation nötig; alle Leiden, die sie über so viele Jahre hinweg begleitet hatten, waren vollständig verschwunden. Sie hat nunmehr vollstes Vertrauen in unser Heilverfahren.

16 (Band 78, Seite 225). C.W. -, ein vierzehnjähriges Mädchen vom Lande. Sie ist bettlägerig und befindet sich seit einem Jahr im Zustande schlechter Gesundheit; früher litt sie an einem Hautausschlag auf dem Scheitel, der allopathisch durch die Anwendung von Salben unterdrückt wurde; seit dieser Zeit hat sie beständig Kopfschmerzen, mit Übelkeit, schlimmer am Abend und durch Bewegung; Schmerzen in der Hüfte; Übelkeit nach jeder Mahlzeit; Kälte; sie schwitzt im Bett nicht; Verlangen nach Salz; Abneigung gegen Milch; große Schwäche, so daß sie es kaum aushält, sich für einige Augenblicke außerhalb des Bettes aufzu-

halten. Sie wurde über lange Zeit hin allopathisch behandelt, ohne den geringsten Nutzen davon zu haben.

14. April, 1851. 1, *Sulfur* 2000; 2, *Sulfur* 4000; 3 und 4, §. Ein Pulver jeden fünften Abend.

12. Mai. Beträchtliche Besserung. 1, *Sulfur* 6000; 2 bis 4, §. Wie zuvor.

Diese vormals beständig leidende Person erfreut sich nun exzellenter Gesundheit. *Sulfur*, in Hochpotenzen verabreicht, war das einzige dazu notwendige Arzneimittel.

17 (Band 78, Seite 230). N.L. -, ein achtjähriger Junge, war seit vier Jahren kränklich; sein Zustand verschlimmerte sich aber in den letzten zwei Monaten infolge eines Keuchhustens; heftiger Husten, mit süßlichem Auswurf, der sich beim Umhergehen im Zimmer und nach Gehen an frischer Luft verschlimmert; häufiges Übergeben am Abend und nachts, meistens Schleim, aber zuweilen auch Blut, Abneigung gegen Fett; friert sehr; kein Durst, häufiges Nasenbluten nachts; sehr schüchtern und ängstlich. Er wurde im Winter von den Masern befallen, worauf er dann den Keuchhusten bekam.

Er wurde lange Zeit allopathisch behandelt und hatte eine Vielzahl von Medikamenten eingenommen; in letzter Zeit viel *Ferrum aceticum* und *Ammonium muriaticum*.

18. April, 1851. 1 bis 3, *Pulsatilla*; 2, *Sulfur*, jeweils in der 200. Potenz, 4, §. Eine Dosis jeden fünften Abend.

9. Mai. Beträchtliche Besserung; der Junge ist kaum wiederzuerkennen. 1, *Sulfur* 2000; 2 bis 4, ; 3, *Pulsatilla* 200.

Diese Arzneimittel reichten aus, um alle Symptome der Krankheit zu bekämpfen, und seine Gesundheit ist nunmehr besser als es jemals zuvor der Fall war.

18 (Band 78, Seite 275). H.H. -, zweiundzwanzig Jahre alt; litt seit zehn Jahren an Karies und Vergrößerung der Knochen des gesamten rechten Beines, samt der Zehen; das Bein ist beträchtlich angeschwollen, es schmerzt und brennt; aus sechs Hautöffnungen fließt beständig ein wässriges, manchmal blutiges und sehr eitriges Sekret. Im Winter läßt der Schmerz im Bein nach, während er dann an einem schlimmen Husten

leidet. Wenn der Frühling kommt, verschlimmern sich die Schmerzen am Bein und der Husten hört auf. Er kann nur mit Hilfe von Krücken gehen. Er war zehn Jahre lang in allopathischer Behandlung, ohne jedoch den geringsten Nutzen daraus gezogen zu haben.

27. April, 1851. 1 bis 3, *Silicea*; 2, *Hepar sulfuris calcarea*, jeweils in der 200. Potenz; 4, §. Je ein Pulver jeden fünften Abend; die eiternden Hautöffnungen sind mit Talg und Scharpie[13] zu bedecken.

25. Mai. Viel besser. 1, *Hepar sulfuris calcarea* 2000; 2 bis 4, §. Einzunehmen wie zuvor.

15. Juni. Weitere Besserung: noch immer fließt Eiter. 1, *Silicea* 4000; 2 bis 4, §. Wie zuvor.

3. August. Weitere Besserung. 1, *Silicea* 6000; 2 bis 4, §. Wie zuvor.

31. August. Nochmals ein beträchtlicher Fortschritt. Er kann noch nicht ganz auf die Krücken verzichten, ging aber heute eine Entfernung von sechs Meilen[14] und möchte am Nachmittag nochmals die gleiche Entfernung zurücklegen. 1 bis 4, §. Wie zuvor.

28. September. Deutliche Besserung der Gesundheit; aber zwei Hautöffnungen eitern noch immer, vor allem die an der großen Zehe; alle anderen sind verschlossen, und der vormals mächtig geschwollene Fuß hat nun seine gewöhnliche Größe wieder angenommen. 1 bis 4, §. Wie zuvor.

19. Oktober. Seit acht Tagen scheint die Besserung aufgehalten zu werden; immer noch eitert eine Hautöffnung, der Schmerz ist völlig verschwunden; er unternimmt über den Tag verteilt einige körperliche Anstrengungen. 1, *Hepar sulfuris calcarea* 3000; 2 bis 4, §. Einzunehmen wie die anderen.

Wenngleich die Heilung noch nicht ganz vollzogen ist, haben wir doch keinen Zweifel daran, daß das Ergebnis günstig ausfallen wird. Ich möchte diesen Fall mitteilen, um aufzuzeigen, daß die Hochpotenzen auch bei Beschwerden dieser Art ihre Wirkung zeigen.

19 (Band 78, Seite 279). H.B. -, ein junger Mann, achtzehn Jahre alt, litt seit zwei Jahren (nach dem Tod seines Bruders, der an Schwindsucht gestorben war, und in dessen Bett er bis zum letzten Augenblick gelegen hatte) an kurzem Atem, als wäre der Brustkorb von einem Band eingeengt; am Morgen leidet er unter Auswurf von süßlichem, putridem Eiter;

großen Hunger, bei allgemeinem körperlichem Verfall, nach den Mahlzeiten geht es ihm für die Dauer einer halben Stunde ein wenig besser, ansonsten geht es ihm von neun Uhr morgens bis sieben Uhr abends, wenn er sich zur Ruhe begibt, schlechter.

Er nahm eine große Anzahl von Medikamenten über einen Zeitraum von zwei Jahren, konnte aber nicht genau sagen, um welche es sich dabei gehandelt hatte.

28. April. 1, *Phosphorus* 2000; 2 bis 4, §. Jedes Pulver ist in drei Teelöffeln voll Wasser aufzulösen und jeweils an drei aufeinanderfolgenden Abenden einzunehmen, dann wird für zwei Abende pausiert.

15. Mai. Sein Zustand war viel besser, obwohl er nach der Einnahme der vier Pulver Kaffee getrunken hatte, nun klagt er über einen stechenden Schmerz im Brustkorb und beschreibt die Empfindung, als wenn dort etwas fortgerissen worden wäre: schlimmer am Morgen und am Mittag, besser nach einer Mahlzeit. 1, *Nux vomica* 2000; 2 bis 4, §; 3, *Phophorus* 4000. Wie zuvor, nachmalig fühlte er sich vollkommen gesund.

20. Ich möchte mit dem Bericht über die Heilung eines Vogels schließen. Der Sprachlehrer meiner Kinder erzählte mir vor acht Tagen, daß zwei seiner Kanarienvögel gestorben waren und der dritte, anscheinend an der gleichen Krankheit leidend, ebenfalls zu sterben drohte. Der Vogel futterte im Käfig ständig, doch verlor er alles wieder unverdaut. *Pulsatilla* 2000, heilte ihn vollständig, zum großen Erstaunen des Lehrers.

Meldung der Gesellschaft homöopathischer Ärzte Rheinlands und Westfalens bezüglich verschiedener Fragen zu den Kuhpocken[15]

1.Frage: Sind die Kuhpocken eine Wohltat oder ein Übel für die Menschheit?

Antwort: Wir betrachten die Kuhpocken, entsprechend der bei uns gebräuchlichen Art und Weise, in ihrer Verwendung als Impfstoff für Kinder, und nicht für Kühe, als ein Übel für die Menschheit. Wir sind davon überzeugt, daß dieses Virus nicht mehr als rein und somit nicht mehr als wahres homöopathisches Medikament gegen die Variole betrachtet werden kann, denn es verfügt nicht über die Kraft und das Vermögen, um in sicherer Weise dieser Krankheit vorzubeugen, es fördert ganz im Gegenteil sogar die Ausbreitung verschiedener Arten chronischer Krankheiten, die sich in den letzten Lustren[16] in fürchterlicher Art und Weise vervielfachen.

2.Frage: Sind die Regierungen tatsächlich dazu berechtigt, sie zu verordnen?

Antwort: Sicherlich nicht! — sofern die Regierung nicht imstande ist, alle Impfärzte mit einer Menge des direkt von der Kuh genommenen Virus auszustatten, die ausreichend ist, um alle Personen damit impfen zu können, die hierfür vorstellig werden.

3.Frage: Verfügt die Homöopathie über Mittel, sie wirksam einzusetzen und zu rehabilitieren?

Antwort: Es gibt, zumindest bei uns, keine ausreichende Anzahl von unbestreitbaren Beweisen dafür, daß der nach homöopathischen Regeln und Maximen präparierte und verabreichte Impfstoff als in sicherer Weise wirksam gegen die Variole angesehen werden könnte. Die Wahrscheinlichkeit hierfür jedoch sollte nicht in Abrede gestellt werden, da die Anwendung homöopathischer Arzneimittel in vielen anderen chronisch und akut verlaufenden Krankheitsfällen bewiesen hat, daß diese auch die Disposition zu Infektionen verschiedenster Herkunft vollständig einzudämmen vermögen und sie somit als unfehlbares Schutzmittel verwendet werden könnten.

4.Frage: Oder könnte die Homöopathie sie tatsächlich abschaffen und ersetzen?

Antwort: Ja! Einer unserer Kollegen hatte das Glück, in der Thuja occidentalis das wahre spezifische Arzneimittel gegen die Variole zu erkennen, und seit dieser glücklichen Entdeckung, welche in den homöopathischen Zeitschriften sehr bald publiziert wurde, hatten verschiedene Ärzte die Gelegenheit, diesen Sachverhalt zu überprüfen und als der Wahrheit entsprechend zu bestätigen. Ein Arzneimittel, das ausreichend wirksam ist, um diese Krankheit ohne Schmerzen und ohne die geringste Gefahr in weniger als 8 Tagen der Heilung zuzuführen, ohne daß dabei irgendeine Deformität oder eine sonstige Spur auf der Haut zurückbliebe und auch ohne irgendeinen Keim einer anderen Krankeit in den menschlichen Körper einzubringen, welcher oft im Ergebnis eine noch schlimmere Krankheit hervorruft als die Variole selbst, ist unserer Meinung nach jeglichem Impfstoff vorzuziehen, sogar demjenigen, bei dem das Virus unmittelbar zuvor der Kuh entnommen worden ist.

Köln, den 27. Juli 1854.

Mit Genehmigung und im Namen der homöopathischen Gesellschaft Rheinlands und Westfalens

C. von Bönninghausen

Von der Möglichkeit, mittels Hochpotenzen eine Exazerbation der Symptome hervorzurufen[17]

Dr. *Bönninghausen* zeigt in den nachfolgenden Fällen auf, daß eine solche Exazerbation möglich ist.

1. B., ein Landwirt, der seit siebzehn oder achtzehn Jahren von chronischem Husten befallen ist und von den allopathischen Ärzten als schwindsüchtig bezeichnet und aufgegeben wurde, konsultierte mich am 9. Juli 1842. Meine Aufzeichnungen zu diesem Fall finde ich beim erneuten Lesen mit der Anmerkung „es scheint sich um einen aussichtslosen Fall zu handeln" versehen. Der Auswurf war weiß, zäh, süßlich, grob; jedem Hustenanfall ging eine Atembeklemmung voraus, Verschlimmerung durch jede geringste Bewegung; jeden Morgen war die Nase verstopft, ziemlich heftiges Jucken am Anus; Sauerkraut bewirkte Flatulenz; Besserung am Abend. Ich gab ihm alle zwei oder drei Monate eine Dosis *Phophorus, Sulfur, Jodum, Arsenicum, Lycopodium* (letzteres wegen eines Pilzbefalles am Knie, der daraufhin verschwand), *Sepia, Natrium muriaticum*; alle diese Arzneimittel wurden jeweils in der 30. Potenz verschrieben, zu je zwei Streukügelchen als Dosis, manche Arzneimittel wurden zweimal gegeben, *Phophorus* dreimal; doch hielten alle diese Arzneimittel den Patienten nurmehr gerade am Leben. Gegen Ende September 1844 schien die Krankheit ihn zu überwältigen. Ich gab ihm *Phosphorus* in der 200. Potenz, zwei Streukügelchen in einem Glas Wasser aufgelöst, zur Einnahme abends, jeweils einen Teelöffel voll. Nach der dritten Dosis wurden die Symptome derartig heftig, daß die Verwandten in jedem Augenblick mit seinem Tod rechneten. Die Medizin wurde abgesetzt und *Milchzucker* substituiert. Eine allmähliche Besserung setzte ein; und innerhalb von sechs Wochen hatte der aufgegebene und als unheilbar bezeichnete Patient wieder die allerbeste Gesundheit erlangt und gilt nunmehr sogar als eine der kräftigsten und gesündesten Personen unserer Gegend.

2. Am 23. Mai 1840 wendete sich ein kräftiger junger Hannoveraner, dreiundzwanzigjährig, an mich, um von epileptischen Anfällen geheilt zu

werden, die er vor fünf Jahren hatte. Vorausgegangen war diesen jeweils ein Schütteln und Zusammenziehen des linken Armes sowie ein Bewußtseinsverlust, nachfolgend traten Kopfschmerzen und Erbrechen von Galle auf. In der zwischenzeitlichen Phase der Gesundheit wurde er häufig von Erbrechen geplagt, das nach dem Genuß von Karotten, Sauerkraut, Bohnen etc. eintrat. Er bekam *Sulfur* 30, zwei Dosen *Calcarea* 30 und zwischenzeitlich *Lycopodium* 30. Die Anfälle traten bis zum Oktober nicht mehr auf, als er von einer Art nervösem Fieber heimgesucht wurde, welches allopathisch behandelt wurde, da der Patient zu weit entfernt von mir wohnte. Anschließend bekam er *Calcarea* 30, welches die Anfälle bis zum 17. April 1841 unterdrückte. An diesem Tag trank er Spirituosen, die erneute Anfälle auslösten. Diese wurden dann für die Dauer von sechs Monaten von *Agaricus* 30 und *Calcarea* 30 unterdrückt. Jeden fünften oder sechsten Monat gerät die Gesundheit des Patienten durcheinander, und er muß entweder *Calcarea* oder *Silicea* einnehmen. Am 30. März 1844 nahm er eine Dosis *Silicea* 200, nach welcher er täglich, in acht aufeinanderfolgenden Tagen einige heftige Anfälle bekam, die nachts besonders schlimm waren; nach Ablauf dieser Ereignisse verschwanden die Anfälle gänzlich und traten bis zum heutigen Tage nicht wieder auf.

Angeblich sollen die tieferen Potenzen den Hochpotenzen in der Behandlung von akuten Krankheiten vorzuziehen sein. Ich fand für diese Doktrin in der Erfahrung niemals eine Bestätigung, und die nachfolgenden Fälle bezeugen, daß das Gegenteil der erwähnten Behauptung wahr ist.

1. Frau W., achtunddreißig Jahre alt, die ich vormals von chronischen Kopfschmerzen, einhergehend mit Schließen beider Augen, durch die Anwendung von *Sepia* geheilt hatte, wurde von einer heftigen und sehr schmerzhaften Entzündung der linken Mamma ergriffen. Sie bekam einen Teelöffel voll mit einer Auflösung von *Phosphorus* 400, in einem Glas Wasser; und war nach achtundvierzig Stunden vollständig genesen.

2. Frau H., verheiratet mit einem hohen Staatsbeamten, litt vor einigen Wochen an heftigen Gesichtsneuralgien, die unter allopathischer Behandlung unerträglich schlimm geworden waren. Ihrer Krankheit entsprach *Spigelia*. Die Dame war extrem empfindlich, so daß ich das Arzneimittel in folgender Weise verabreichte: *Spigelia* 200, aufgelöst in einer Tasse Wasser, von dieser Lösung *einen* Teelöffel voll in einer zweiten

Tasse voll Wasser gemischt, wovon die Patientin schließlich einen Teelöffel voll einzunehmen hatte. Die Wirkung dieser Dosis war trotz meiner Vorsichtsmaßnahme heftig. Direkt nach der Einnahme der Dosis bekam sie einen Schmerzanfall, der heftiger war, als es alle bisherigen jemals waren. Dieser Anfall dauerte nur fünf Minuten; dann war alles vorbei, und der Schmerz kehrte bis heute nicht mehr wieder.

3. Frau F., Tochter und Schwester zweier Medizinalräte (ein Ehrentitel in Deutschland), die beide der Homöopathie in keinster Weise freundlich gesonnen waren, wurde vor drei Monaten von rasenden Gesichtsneuralgien und Zahnschmerzen befallen. Der Schmerz wurde unter allopathischer Behandlung schließlich derartig schlimm, daß sich der Vater die bittere Pille zu schlucken gezwungen sah und mich in dieser Angelegenheit konsultierte. *Bryonia* war das angezeigte Arzneimittel. Der Patientin verschrieb ich *Bryonia* 200, zubereitet wie in der oben beschriebenen Art und Weise. Doch stellte sich infolge der allopathischen Denkweise des Vaters bei diesem eine wilde Aufruhr ein, erschien ihm doch die Dosis als so gut wie nichts, und so mußte seine Tochter also einen ganzen Teelöffel voll von der ersten Auflösung, der somit also noch nicht in einem zweiten Glas gelösten Arznei, einnehmen. Zehn Minuten nach der Einnahme dieser Dosis sprach der Ehemann äußerst konsterniert bei mir vor und berichtete mir, daß sich der Zustand seiner Frau sehr verschlechtert hätte und daß diese Verschlimmerung wohl auf die aus dem ersten Glase gegebene Medizin zurückzuführen sei. Ich verordnete *Milchzucker*. Am nächsten Morgen kam der Ehemann erneut und berichtete mir, daß die Verschlimmerung schnell abgeklungen sei und die Patientin eine angenehme Nachtruhe hinter sich habe, des weiteren sei der Schmerz vollständig verschwunden. Die Patientin fühlt sich weiterhin wohl.

Tabes Dorsalis und Diabetes Mellitus[18]

Nach einer Existenz von fast fünfzig Jahren hat die Homöopathie einen derartigen Schritt nach vorne getan, daß sie sich nicht mehr damit begnügen kann, mit größerer Zuverlässigkeit, schneller und erfolgreicher die gleichen Krankheiten wie die Allopathie zu heilen, sondern vielmehr zunehmend Gesundheit in jenen Bereichen herzustellen sich imstande sieht, vor denen die alte Heilmethode Unvermögen zu bekennen hatte.

Ganz ähnliche Verhältnisse konnten wir innerhalb der Botanik beobachten. Bis in die Mitte des vergangenen Jahrhunderts hinein verharrte dieser seinerzeit recht unbestimmte Zweig der Wissenschaft im Zustande der Stagnation, als ein genialer Mann, Linné[19], ihr zum Aufschwung verhalf; und alle Welt weiß, zu welcher Größe die Wissenschaft vom Pflanzenreich bis zum heutigen Tage aufgestiegen ist.

Hahnemann wie Linné, jeder in seiner Fachrichtung, gründeten ihre beiden Wissenschaften auf der *Kontemplation* (unvoreingenommene Intuition) *der Natur*, welche ihnen die Mittel darbot um, zum einen durch die Entdeckung des *Naturgesetzes vom Ähnlichen* (der Ähnlichkeit), zum zweiten durch die Entdeckung der *Sexualität* der Pflanzen, ein einheitliches und allgemeines Prinzip anzulegen, deren Anwendung durch sie uns in Anbetracht der enormen Ergebnisse in größtes Erstaunen versetzt. Die Botanik hat ihre letzten Grenzen beinahe erreicht, und die Heilkunst, welche fast ebensolange im Zustande der Stagnation verharrte, folgt ihr in großen Schritten nach.

Wenngleich es sehr interessant wäre, die Parallelen zwischen den von uns genannten bedeutenden Männern genauer herauszuarbeiten, so ist doch dieses nicht der passende Ort dafür.

Ein nur oberflächlicher Vergleich mag ausreichen, um sich eine klare Vorstellung vom einzig Wahren und Dauerhaften in den Naturwissenschaften zu verschaffen, zu denen ja die Medizin genauso wie die Botanik gehört. Sehr bald sieht man deutlich, daß die *Individualisierung* und das lebendige Konzept der *Charakteristika* die oberste Notwendigkeit (Anforderung) in beiden Systemen darstellen; desgleichen sieht man, daß jeder allgemeine Ausdruck (Gemeinplatz) und die Manie, dafür scheinbar stimmige Erklärungen zu liefern, jegliche individuelle Erkenntnis verschleiert und somit wenigstens unnütz, oft sogar schädlich ist. Eine unvermittelte und durch die Erfahrung zusätzlich gestütze Konsequenz hiervon ist, daß in beiden Wissenschaften zunächst nach deutlich angezeigten Partikularitäten, nach dem Ungewöhnlichen, dem Auffälligen, dem Charakteristischen gesucht werden muß, um daran festzuhalten, und sich nicht in der beträchtlichen Masse allgemeiner Eigenschaften zu verlieren, die vielen Pflanzen, vielen Krankheiten und vielen Medikamenten angehören.

Betrachten wir nun ein Medikament, dessen erhebliche Wirksamkeit uns bekannt ist und ein anderes, welches dagegen noch außerordentlich wenig erforscht ist, so daß das zahlenmäßige Verhältnis bekannter Symptome zwischen beiden Medikamenten trügerisch erscheinen muß; so weisen doch beide Arzneimittel einige jeweils unterscheidende Merkmale auf, die beim anderen gänzlich oder in ähnlichen Beziehungen fehlen; es sind ebendiese die letztlich die Balance haltendenden Merkmale, die man zunächst abwägen muß. Besteht also bei den Charakteristika eines Medikamentes keine Gegenanzeige, so darf man von der Richtigkeit der Wahl überzeugt sein.

Das Beschreiten dieses von Hahnemann (Organon, 5. Auflage, 153) als einzig richtig beschriebenen Weges zur Erlangung von Kenntnissen über die jeweiligen Medikamente, er korrespondiert mit dem Auftreten einer jeden Krankheit, führte den Verfasser dieses Artikels zum glücklichen Auffinden von Arzneimitteln, die bestens mit zwei weiter unten genannten Krankheiten korrespondieren und sich der Erfahrung in mehreren Fällen auf das Allergünstigste einprägten.

Schon die *Allgemeine Homöopathische Zeitung* aus Leipzig berichtete von der großen Wirksamkeit von *Aluminium metallicum* (1) (in ähnlicher Art und Weise wie *Alumina* wirkend, jedoch mit höherer Aktivität) gegen die veritable *Tabes dorsalis*; in weniger als einem Jahr konnten sechs Kranke vollständig und bis zum heutigen Tage fortdauernd von der Krankheit geheilt werden, die für die Allopathie als unbezwingbar galt.

Der Verfasser glaubte, in dieser Krankheit ein unabhängiges Leiden wiederzuerkennen, das sich stets in der gleichen Art und Weise äußert und das nur ein einziges spezifisches Mittel gegen sich hat.

Diese Auffassung aber fand sich in einem erneuten Fall der Behandlung nicht bestätigt. Der Verfasser schildert den Fall als einen erneuten Beweis für die Exaktheit, mit der es die weniger deutlich hervortretenden Symptome auch in den Krankheitsfällen, die eine größtmögliche Ähnlichkeit untereinander aufweisen, zu untersuchen gilt.

H.P..., siebenunddreißig Jahre alt, Angestellter bei der Westfälischen Eisenbahn, von anscheinend weitestgehend guter Konstitution, hatte, dem Rat eines Militärarztes folgend, Bäder in einem nahegelegenen Fluß genommen, um eine urtikarische Eruption auf der Brust und am Rücken zu kurieren. Doch bald darauf ereilte ihn eine Paralyse der Beine, vor allem im unteren Bereich der Oberschenkel, im Bereich der Knie und der Fußgelenke, mit kontinuierlicher Kälteempfindung in letztgenanntem Bereich; eine Besserung trat nur dann ein, wenn der Kranke die Gelegenheit hatte, sich aufzuwärmen.

Was diese Paralyse als eine veritable Art der *Tabes dorsalis* kennzeichnet, sind nachfolgende, das Leiden in besonderer Weise charakterisierende Symptome: Er fühlte den Boden unter seinen Füßen auch im sitzenden Zustand nicht, er verspürt etwas Hartes, ihm an den Füßen Druck Verursachendes. In der Dunkelheit kann er nicht gehen, ohne sich an irgendetwas festzuhalten. Nachts, in seinem Bett, weiß er nicht, wo sich seine Füße befinden. Wenn er morgens beim Aufstehen die Augen schließt, fällt er hinterrücks um und weiß sich nur durch Festhalten an irgendetwas aufrechtzuhalten. Außerdem verbraucht er für jedes Aufstehen seine gesamten Kräfte; er bemerkt ein Zittern in seinen Knien. Rückenschweiße Tag und Nacht. Schweiße an der gesamten oberen Körperhälfte, auch wenn er seine Bewegungen einschränkt; die Schweiße treten sogar bei Verrichtungen wie Essen und Trinken auf. Schwierigkeiten beim Wasserlassen, vor allem in Anwesenheit anderer Personen; dieses ist ihm nur in aufrechter Haltung mit abgestützten Knien möglich. Jede auch nur geringste Anstrengung verursacht Heiserkeit der Stimme und reduziert diese auf einen mit Trunkenheit vergleichbaren Zustand.

In diesem Fall von *Tabes dorsalis* erzielte die Anwendung von *Aluminium metallicum* erstmals überhaupt keinen Effekt auf die Krankheit selbst; allein die Sensibilität in den Füßen verbesserte sich geringfügig, und der Patient vermochte im sitzenden Zustand zu unterscheiden, ob seine Füße den Boden berührten oder nicht. Somit war klar, daß das Arzneimittel nicht gut gewählt war, wie nachfolgend zu beweisen sein wird.

Der Verfasser verschrieb, eines nach dem anderen, zwei weitere Arzneimittel, die den erhofften Erfolg hatten und innerhalb kurzer Zeit eine gänzliche Heilung vollbrachten. Der Verfasser bedauert nun, daß ihm die Anwendung von *Aluminium metallicum* bei dieser Krankheit so zuträglich und von unbegrenzter Wirksamkeit erschienen war; diese Vorstellung konnte ihn dazu verleiten, das Arzneimittel zu verschreiben, ohne zuvor sämtliche spezifischen Merkmale eines Krankheitsfalles abzuwägen, und diesen Fehler beging der Verfasser selbst.

Ähnlich steht es auch um die Heilung einer anderen für die Allopathie als so gut wie unheilbar geltenden Krankheit, dem *Diabetes mellitus*.

Obschon der Verfasser das Glück hatte, ein Arzneimittel zu finden, das bei diesem Leiden wirkungsvoller als andere einzugreifen vermag, so ist es doch nicht das einzige, und das gründliche Studium eigentümlicher Fälle ist in jeder Hinsicht unumgänglich. Auch in diesem Fall erlaubt sich der Verfasser, einen Erfahrungsbericht zu erstatten.

J.-H. B ..., sechsundsechzig Jahre alt, Gutsbesitzer und Landwirt zu F ..., bei Bremen, litt vormals des häufigeren unter Harnverhaltung, und war seit fast einem Jahr von einem *Diabetes mellitus* befallen. Der Kranke empfand pausenlos einen unstillbaren Durst und trank viel; doch blieb die Urinmenge deutlich geringer als unter den letztgenannten Umständen zu erwarten war. Mehrere Analysen erbrachten jeweils den Nachweis einer großen Menge von Zucker im Harn. Darüber hinaus bestehen: exzessive Abmagerung, Mangel an Ausdünstungen; der Kranke bevorzugt kalte und saure Speisen. Anschwellung der linken Ferse; Schwäche und Mattigkeit verringern das Gehvermögen; der Kranke verbleibt dauerhaft liegend im Bett oder sitzend in einem Sessel. Es war nicht möglich, weitere Details aus dem Bericht des Kranken in Erfahrung zu bringen, dessen Wohnsitz recht weit entfernt lag. Die bis dahin angewandten Arzneimittel waren desgleichen unbekannt, abgesehen von den beiden allerletzten, diese waren: *Acidum nitricum, Spiritus nitri atherens* und *Chinnina*.

Der Verfasser ging davon aus, nachfolgend sein Hauptmittel für diese Krankheit nicht anwenden zu können und verschrieb ein anderes; am 11. April 1858 hatte dieses eine leichte Verbesserung im Gesamtzustand des Kranken bewirkt, wobei es seine Wirkung auf den Urin gänzlich verfehlte.

Am 9. Mai wurde das Hauptmittel verschrieben und bewirkte nicht nur die weitere Verbesserung des Allgemeinzustandes, sondern auch eine sensible Verminderung des Durstes und der Urinmenge, obgleich Zucker im Urin weiterhin zu finden war.

Bis zum 29. Juni trat ein kontinuierlicher Fortschritt in der Konvaleszenz ein; zu jener Zeit konnte dann eine Konsultation ermöglicht werden, und der Verfasser verordnete die erneute Gabe des gleichen Medikamentes, jedoch in einer höheren Potenzstufe (der Jenichenschen Reihe).

Die Konsultation vom 1. August war überaus zufriedenstellend. Den Durst und Urin betreffend, fand sich ein fast normaler Zustand; es waren lediglich noch einige Spuren von Zucker im Harn vorhanden. Beachtliche Zunahme der körperlichen Kräfte. Der Kranke konnte regelmäßig die eine halbe Wegstunde von seinem Wohnsitz entfernte Kirche aufsuchen, und seine Heilung erregte derartiges Aufsehen, daß mehrere Ärzte zu ihm kamen, um ihn über die erfolgte Behandlung auszufragen. Man gab ihm ein weiteres, unter den nachfolgenden Umständen angezeigtes Medikament, das ungewöhnliche Wirkung zeigte: Den Mitteilungen seines Bruders zufolge, der in Münster lebt, nahm dieses letzte Arzneimittel jegliche noch bestehenden Zeichen der Krankheit hinweg.

Schlußfolgernd konnte somit ein Leiden, zu dessen Therapie die Allopathie ihre sämtlichen Möglichkeiten vergebens ausschöpfte, innerhalb eines Jahres mit der Anwendung von vier sorgfältig ausgewählten Medikamenten besiegt werden.

Der Autor zögert noch damit, die in den beiden zitierten Fällen angewendeten Arzneimittel namentlich zu nennen, um einem denkbaren Mißbrauch derselbigen vorzubeugen, behält sich dieses jedoch vor, sobald es möglich sein wird, die genaueren Charakeristika zu beschreiben.

Zum Abschluß dieses Berichtes folgt nun die detaillierte Beschreibung einer in einem Fall von *Tabes dorsalis* mit drei Gaben von *Aluminium* vollzogenen Heilung, zweimal wurde hierbei *Aluminium metallicum* und einmal *Alumina* gegeben, um zu beweisen, daß dieses Medikament, ohne damit das einzig wirksame Mittel zu sein, dennoch einen gewissen Anspruch auf Spezifität in der Anwendung gegen die genannte Krankheit besitzt.

Heinrich Obermeyer, dreiundzwanzig Jahre alt, wohnhaft zu Glane bei Iburg (acht Wegstunden von Münster), leidet seit einem Jahr an Schmerzen im Rücken, im Rückgrat (dem Kreuz) und in den Beinen; seit vier Wochen nahmen vor allem die letztgenannten Beschwerden sehr zu; nach einer längeren Ruhepause, vor allem wenn dieser körperliche Anstrengungen vorausgingen, vermochte er weder zu gehen noch sich aufrecht zu halten, und seine Beine schienen wie paralysiert. Nachts, in seinem Bett, sind seine Beine wie inert und gefühllos, und der Kranke spürt die Lage seiner Beine nicht; er spricht mühevoll und empfindet große Erschöpfung dabei. Die Stühle sind zäh und hart; alles andere ist in Ordnung. Er wurde bisher lediglich mit einigen Hausmitteln versorgt; mehrere konsultierte Ärzte behaupteten, daß das Leiden in seinem noch wenig fortgeschrittenen Alter von selbst wieder verschwände. Der Patient war in einem zu schlechten Zustand, um mich persönlich konsultieren zu können; zu Beginn der Behandlung erschien die *Tabes dorsalis* noch fragwürdig, wenngleich überaus wahrscheinlich.

Der Verfasser erfuhr von etwa einem Drittel der oben aufgelisteten Symptome und verschrieb dem Kranken am 11. Juli 1858 eine Gabe *Aluminium metallicum* in der 200. Potenz, mit der Indikation, diese in üblicher Art und Weise einzunehmen, das heißt aufgelöst in Wasser, und empfahl dem Patienten, möglichst persönlich zu erscheinen.

Dieser ausdrücklichen Empfehlung wurde am 3. August Folge geleistet; die Sensibilität hatte sich bereits etwas verbessert; er konnte die Strecke (natürlich im Wagen) ohne allzu große Anstrengung zurücklegen. Bei dieser Konsultation erfuhr der Verfasser von nachfolgenden Symptomen, die in der Tat die eindeutige Gewißheit in der Diagnose der *Tabes dorsalis* erbrachten. Für Augenblicke hatte der Kranke im Rücken eine von unten nach oben ziehende Empfindung, wie von einer Verbrennung; dieses Leiden verschwand, und er machte bei Tageslicht Fortschritte beim Gehen, in der Dunkelheit war er weiterhin immer darauf angewiesen, sich irgendwo festzuhalten, um nicht hinzufallen. Nachts, in seinem Bett, war es ihm nach wie vor nicht möglich, sich Klarheit über die Lage seiner Beine zu verschaffen. Unter der Fußsohle fühlt er noch immer etwas Weiches, als befände sich dort ein Kissen. Das Sprechen strengt ihn noch immer sehr an, und er ist zu häufigen Unterbrechungen gezwungen. Äußerst schlechte Zeichen. Früh am Morgen, nach dem Schlaf, abends und nach großer Hitze, befand sich das Leiden in seinem Paroxysmus. Man gab eine zweite Dosis *Aluminium metallicum* in der 200. Potenz, zur Einnahme wie beim vorangegangenen Mal.

Am 24. August hatte die Konvaleszenz derartig deutliche und schnelle Fortschritte gemacht, daß der Kranke glaubte, auf ein persönliches Erscheinen verzichten zu können. Er begnügte sich damit, erneut mündlich Mitteilung erstatten zu lassen.

Nach minutiöser Befragung der damit beauftragten Person, sie war annähernd vollständig auf dem laufenden Stand bezüglich des Zustandes des Kranken, schien nichts auf eine etwaige Indikation zur Gabe eines weiteren Arzneimittels hinzuweisen, und man übersandte ihm *Alumina* in der 2000. Potenz, einzunehmen wie bisher.

Am 12. September erschien der Kranke wieder selbst und hatte durchaus nichts zu beklagen. Er hatte die *gesamte Strecke* (von 8 Wegstunden) *zu Fuß* ohne bedeutende Ermüdungserscheinungen zurückgelegt und hegte die Absicht, noch am selbigen Tage etwa die Hälfte des Rückweges zu bewältigen. Alle oben aufgezählten vormaligen schweren Symptome waren vollständig verschwunden.

Das Rückgrat, der Rücken und die Beine waren schmerzfrei und kräftig, wie vormals; die Sprache war flüssig und das Reden weder ermüdend noch anstrengend. In der Dunkelheit konnte er sich mit gleicher Sicherheit wie früher bewegen. Er präsentierte sich mir, kurzum, als ein völlig gesunder Mensch.

Unter diesen Umständen war es vielleicht unnötig, weiteres zu unternehmen, doch veranlaßten die speziellen Eigentümlichkeiten dieses Leidens (dieses sei eingeräumt), das wahre δελου der chronischen Krankheiten, dieser Begriff, mit dem die Griechen gleichermaßen die *Göttlichkeit* wie auch den *Schwefel* bezeichneten, den Doktor dazu, dem Kranken noch eine Dosis *Sulfur* in der 200. Potenz zu geben, verbunden mit der Empfehlung, noch für einige Zeit die verschriebene Diät einzuhalten.

(1) Der Herr Apotheker W.Lehrmann zu Schöningen bei Braunschweig fertigte chemisch gereinigtes *Aluminium metallicum* nach den Vorschriften Hahnemanns bis zur 200. Potenz an und übersandte es dem Verfasser zum homöopathischen Gebrauche. Wer von diesem Arzneimittel zu haben wünscht, kann es bei ihm in höchster Reinheit und von höchst zuverlässiger Wirksamkeit erhalten.

Einige Worte zur Auswahl der Medikamente[20]

Seitdem sich das Aufsehen, welches mich nach der erfolgreichen Behandlung zweier Krankheiten, die beide als so gut wie unheilbar galten, *Tabes dorsalis* und *Diabetes mellitus,* umgab, weithin verbreitet hat, häuften sich die Gelegenheiten, in diesem Zusammenhange weitere Erfahrungen zu sammeln.

Als Ergebnis verbleiben nicht allein die Heilungen der zwei vorgenannten Leiden, sondern vielmehr die sich daraus ergebenden wertvollen Lehren für die Wahl der Medikamente im allgemeinen. Dieser Tatbestand veranlaßt mich, meinen diesbezüglich vorausgegangenen Mitteilungen hierüber nachfolgende Beobachtungen anzufügen.

Zunächst muß ich eine anfänglich von mir geäußerte und wohl auch in dieser Zeitschrift vertretene Ansicht uneingeschränkt zurücknehmen. Die *Tabes dorsalis* nämlich konnte vornehmlich durch die Gabe *eines einzelnen Arzneimittels* geheilt werden, ganz so wie die Syphilis oder die Sykosis. Ich bin zu der tiefen Überzeugung gelangt, daß, ebenso wie die Ursachen dieser Krankheit verschieden sein mögen, auch die sie begleitenden Leiden und die davon abhängigen Symptome in unterschiedlicher Ausprägung auftreten können und doch trotzdem das sonderlich Charakteristische dieser Beschwerden im allgemeinen betrachtet gleich bleibt und sich in untrüglicher Art und Weise in Beschwerden zu erkennen gibt, welche wiederum in den eigentümlichen Empfindungen am Rücken und an der Fußsohle bestehen.

Die *Tabes dorsalis* vollbringt erneut den schlagendsten und einwandfreiesten Beweis für die homöopathische Regel, nach welcher jeder Krankheitsfall für sich alleine betrachtet werden muß, und um Heilung zu erzielen, lasse man sich nicht von den oft willkürlich gewählten Namen der Krankheiten beeindrucken oder überschätze nicht die allgemeinen Krankheitscharakteristika, sondern suche die besonderen, individuellen Symptome heraus, welche nur wenigen Arzneimitteln angehören und berücksichtige vor allem diese.

Obschon Hahnemann, unser unsterblicher Meister, in seinem *Organon* (1. Auflage, § 153)[21] diese Regel als einen wesentlichen Grundsatz der Homöopathie lehrte, so wird sie doch oft und wie es scheint, in letzter Zeit noch häufiger als früher, mißachtet; vielleicht läßt sich in diesem Umstand die Ursache dafür finden, daß die Praxis vieler Homöopathen so manches zu wünschen übrig läßt. Die ersten, noch vom Stifter selbst ausgebildeten Schüler befolgten streng die erwähnte Regel, obgleich die zur Verfügung stehenden Heilmittel von einem Vergleich mit den unsrigen weit entfernt waren.

Die Zeitschriften aus dieser Epoche beweisen, daß die Zahl der von ihnen erzielten Heilerfolge bei weitem größer war als die unserer Zeitgenossen, welche sich als Angehörige jener Schule bezeichnen. Es ist keine Unterstellung, sondern traurige Wirklichkeit, daß viele unter unseren jungen Ärzten, welche sich Homöopathen zu nennen pflegen, nicht einmal das *Organon* besitzen, das grundlegende Werk der neuen Lehre, und noch geringer ist wohl die Zahl jener, die das Buch auch lesen, wieder-lesen und sich in sein Studium vertiefen; so gut wie alle begnügen sich mit der Lektüre vereinfachender Abhandlungen, die oftmals oberflächlich und wenig exakt sind, und dennoch in unserer zum Schreiben ja stets eilfertig aufgelegten Epoche in großer Anzahl hervorsprießen. Von diesen Personen stammen auch die zahlreichen, beinahe lächerlich zu nennenden Anfragen und Auskünfte in bezug auf die Anwendung homöopathischer Arzneimittel gegen Krankheiten, die in der allopathischen Pathologie einen bestimmten Namen tragen.

Dieses ruft mir die Legende des überaus gelehrten Salmasius[22] ins Gedächtnis, welcher der Königin Christine von Schweden das Wort „Stuhl" in zehn verschiedenen Sprachen zu nennen verstand, und der, nachdem er zum Hinsetzen aufgefordert ward, auf den Teppich zwischen zwei Sessel fiel. Jeder pathologische Krankheitsbegriff umfaßt eine unendliche Zahl verschiedener Krankheiten, deren eine jegliche entsprechend den mannigfaltigen Individuen, dem Wechsel von Symptomen und Tätigkeiten (der Art des Verhaltens), dem Wandel der Zeiten und Umstände unterworfen, in unterschiedlichster Form in Erscheinung treten kann und demnach auch gleichermaßen verschiedenste Arzneimittel zu ihrer Heilung benötigt. Zieht man überdies die zahlreichen Komplikationen hinzu, welche in chronischen Zuständen auftreten, so fällt es nicht schwer einzusehen, daß Hahnemann sehr wohl im Recht war, als er jegliche Nomenklatur der genannten Art aus der Medizin zu verbannen gedachte, und lediglich, um eine vereinfachte Verständigung mit den Laien zu ermöglichen (*Organon,* § 87, Seite 157[23], Ende der Fußnote), erlaubte er die Verwendung von Kollektivnamen, wie zum Beispiel: *eine Art* von Veitstanz, *eine Art* von Typhus, *eine Art* von Nervenfieber.

Welcher Homöopath mit gewisser praktischer Erfahrung hätte nicht schon des öfteren festgestellt, daß ein im Krankheitsfall deutlich angezeigtes Arzneimittel für die Dauer eines Jahres außerordentlich hilfreich war, während es im darauffolgenden Jahr ebendiesen Dienst versagte?

Vor einiger Zeit klagte ein junger, recht begabter homöopathischer Arzt bei mir darüber, daß er in diesem Jahr überhaupt keine Erfolge bei der Verwendung von *Apis mellifica* gegen eine epidemische Herbst-Dysenterie zu erzielen vermochte, während es ihm noch im Jahr zuvor mit der Verwendung dieses Arzneimittels gelungen war, eine große Zahl von in gleicher Weise Erkrankten zu heilen.

− Vor einigen Jahren brach in einigen Teilen Frankreichs die sogenannte *Asiatische Cholera* mit einer derartigen Heftigkeit aus, daß die Regierung einen Aufruf zur Hilfeleistung an die Ärzte ergehen ließ. Unter jenen, die diesem Aufruf Folge leisteten, befand sich auch einer meiner Freunde, der bereits bei einer vorangegangenen Epidemie von ähnlichem Ausmaß bedeutende Dienste geleistet hatte und dafür anschließend schon mit der „Médaille en or petit module" ausgezeichnet worden war. Dieses Mal nun war die Anwendung der beim ersten Male so erfolgreichen Arzeimittel vergebens, und in seiner Verzweiflung besann er sich darauf, mich, wie in vielen vorangegangenen Fällen geschehen, um Rat zu bitten. Glücklicherweise war seine Schilderung dieser neuen Epidemie und ihrer charakteristischen Zeichen recht vollständig und erlaubte es mir, ihm die *in diesen Fällen* angezeigten homöopathischen Arzneimittel zu nennen. Der sich anschließende Erfolg seines Vorgehens war derartig brillant und die von ihm vollführten Heilungen so sensationell, daß sie ihm die Verleihung der „Grande médaille du Mérite" eintrugen.

Wenn ich mir erlaube, dieses in das Gedächtnis meiner werten Kollegen zu rufen (ich bezweifle nicht, daß den meisten unter ihnen diese Tatsache unbekannt sein dürfte), so geschieht es lediglich in Erfüllung meines Pflichtgefühls, nicht etwa aus Rechthaberei. Fortdauernd korrespondierte ich mit dem Genie, das unsere Schule begründete, Hahnemann, vom Jahre 1828 bis in die Zeit kurz vor seinem Tode (2. Juli 1843), und während dieser 15 Jahre ließ er mir ein so erhebendes, für mich beglückendes Wohlwollen zuteil werden, daß ich bezweifeln darf, ob irgendein anderer seiner Schüler dieses Vertrauen und diese Nähe in gleicher Weise erfahren hat. So wie mir seine Mitteilungen und Lehren heilig geworden und tief in meiner Erinnerung verankert sind, wünsche ich mir, daß das soeben Gesagte als treuer Widerhall seiner erhabenen Lehre aufgefaßt werden möge. Ich muß hinzufügen, daß eine sehr umfangreiche und lange erfolgreich währende Praxis mir zunehmend den Blick darauf öffnet, wie sehr die Lehren unseres bedeutenden Meisters zutreffen und in Übereinstimmung mit der Natur stehen.

Teilweise um zu bestätigen, was ich über die Wahl der Arzneimittel sagte, teilweise auch, um die Therapiemöglichkeiten der Krankheit, die unter dem Namen *Tabes dorsalis* bekannt ist, zu erweitern, beende ich diesen Artikel mit der Schilderung einer Krankengeschichte, welche mir beachtenswert und ungewöhnlich erscheint und welche sich erst kürzlich ereignete; sie ist meinem Krankenjournal (Band 102, Seite 70) entnommen.

Der Müller Wilhelm Korbach aus Balve[24] (Bezirk Arnsberg, Provinz Westfalen), 27 Jahre alt, klein aber robust, in weitgehend gutem Allgemeinzustand, litt während seiner ersten Lebensjahre an geschwollenen und eiternden Drüsen. Vor neun Jahren verschwand dieses Leiden, und an seiner Statt trat ein fortdauerndes Magenleiden auf, das von schlechter Verdauung begleitet war und sonst keine weiteren charakteristischen Merkmale aufwies.

Hier nun sein Zustand am 2. Oktober 1858. Seit ungefähr drei Monaten verspürte der Kranke Rückenschmerzen, von unten nach oben ziehend, einhergehend mit Stechen und Stumpfheit; er hat nicht die Empfindung einer Verbrennung; Zunahme der Schmerzen am Morgen; Verschlechterung durch Bewegung, vor allem durch Anstrengung beim Anheben schwerer Gegenstände (wie etwa Kornsäcke). Des weiteren empfindet der Patient während des Gehens eine andauernde Schwäche in den Beinen, besonders wenn er friert; Herzklopfen mit Angst bei jeder Bewegung, besonders abends direkt nach dem Sich-Niederlegen, häufiges Nasenbluten, aber nur vormittags; schwere und harte Stühle; andauernder Durst und häufiger Harndrang.

Die besonderen Rücken- und Beinsymptome regten weitere Nachforschungen meinerseits an, und ich stieß auf nachfolgende unzweifelhaft deutliche Anzeichen einer beginnenden *Tabes dorsalis: Inertia der Fußsohlen, Gefühl, als seien* sie *auf ein weiches Kissen gelagert; Mangel an Sensibilität, von der Art, daß der Kranke nicht weiß, ob seine Füße auf der Erde stehen oder nicht; es ist ihm unmöglich im Dunkeln zu gehen, ohne sich dabei festzuhalten, weil die natürliche Empfindung für die Stellung der Beine fehlt.*

Ich konnte nicht in Erfahrung bringen, welche Medikamente bei der Behandlung der Drüsenschwellungen und Magenbeschwerden zur Anwendung gekommen waren. Die letzten vom Kranken eingenommenen Arzneimittel, welche die Leiden allerdings nur verschlimmerten und sogar weitere hervorriefen, bestanden in Abführmitteln wie: *Rheum*[25], *Natrium sulfuricum* etc. ...; zwischenzeitlich hatte er Kalium nitricum, Hyoscyamus und Aconitum genommen; die beiden letztgenannten Substanzen beginnen, eine große Rolle in den Verschreibungen der Allopathen dieser Gegend zu spielen; leider werden sie fast ausschließlich dann verwendet, wenn sie keinerlei Nutzen zu bringen vermögen. Glücklicherweise hatte man dem Kranken weder Jod, das nur sehr schwer zu neutralisieren ist, noch etwa die mörderischen Alkalien verabreicht.

Entsprechend meiner kürzlich gemachten Erfahrungen betrachtete ich die *Tabes dorsalis* nicht als eine determinierte Krankheit sui generis und gab, streng der Vorschrift *similia similibus* folgend, dem Kranken am 2. Oktober dieses Jahres eine Dosis *Sulfur* in der 200. Potenz, zur Einnahme in gewöhnlicher Weise (mit Wasser verdünnt), in Übereinstimmung mit dem Gesamtbild aller vorhandenen Symptome.

Am 24. Oktober sah ich den Patienten erneut; außerordentlich erstaunt konnte ich feststellen, daß von allen Symptomen gerade diejenigen vollständig verschwunden waren, welche die *Tabes dorsalis* angezeigt hatten.

Eine detailliertere, entsprechend den Aufzeichnungen in meinem Krankenjournal durchgeführte Untersuchung überzeugte mich davon, daß lediglich der frühere durch Bewegung und Anstrengung verschlimmerte Magendruck, das Herzklopfen während der Arbeit und beim Sich-Niederlegen sowie die leichte Schwäche in den Beinen geblieben waren und alle anderen charakteristischen Symptome, *insbesondere die Empfindungen im Rücken und an den Füßen, annähernd verschwunden waren.*

Dieser in der Tat überraschende Heilerfolg bei einer nach allopathischer Vorgehensweise und aus der Sicht ihrer Anhänger selbst so gut wie unheilbaren Krankheit, erzielt durch die Gabe eines einzigen Arzneimittels, welches in diesem Falle nur auf Grund sehr weniger deutlicher Merkmale angezeigt war, versetzte mich in großes Erstaunen. Doch beweist dieser Sachverhalt in überzeugender Weise, daß:

1. Die Summe (die Gesamtheit) der charakteristischen Symptome, *nicht der Krankheit, sondern vielmehr des Arzneimittels,* das Entscheidende, ja sogar beinahe das einzige ist, worauf der Blick mit größter Aufmerksamkeit gerichtet werden muß;

2. Wenn diese erste Anweisung befolgt werden konnte und befolgt wurde, *die geringste und seltenste?* (möglichst selten gegebene) *Dosis ausreicht, um Heilung zu erzielen.* Wir behandeln diesen letztgenannten Punkt vielleicht in einer späteren Ausgabe dieser Zeitschrift.

Ich habe weiter nichts hinzuzufügen, als daß eine Dosis *Calcium carbonicum,* in der 200. Potenz, verschrieben am 24. Oktober, die alten Magenbeschwerden und das Herzklopfen zu besiegen vermochte, und daß die vollständige Heilung dieser chronischen Krankheit durch die Verabreichung von zwei Medikamenten, jeweils in einer Hochpotenz und in einer einzigen Dosis, erreicht werden konnte. Mitteilungen aus den letzten Tagen zufolge befindet sich der Patient weiterhin wohlauf.

Einige Worte zur Dosologie[26]

Es ist eine sehr bedauerliche Tatsache, daß die Anhänger der Homöopathie in bezug auf die Dosologie derartig divergierende Ansichten vertreten und daß jeder von ihnen seine Sichtweise mit solcher Erbitterung verteidigt, daß man sich unwillkürlich an das alte Sprichwort erinnert fühlt: *Mendicus mendicum non magis odit, quam medicus medicum!*[27]

(1)Der Gesetzentwurf der belgischen Regierung ist Gegenstand bitterer Kritiken von seiten der allopathischen Presse: „Dieses neue Gesetz also ist für uns der Lockvogel, und wir pfeifen wie wahre Tölpel." Ein anderer Artikel ist betitelt mit „AN DIE WAFFEN", doch ist diese feierliche Anrede der Zeitschrift nicht eben vom Schlage derjenigen des Titus Livius oder Tacitus[28]: „An die Waffen! Mitstreiter, noch ist nicht alles verloren. Auf die Beine, zum Donnerwetter! Unsere Angelegenheit wurde in die gesetzgebende Versammlung getragen; auf zu unseren Abgeordneten, um die Rechtsverweigerung, deren Gegenstand wir geworden sind, zu beklagen; verpflichten wir sie dazu, unsere von seiten der Regierung mißachteten Rechte zu verteidigen ...

Veranlassen wir schließlich alles, um den schädlichen Ansichten des M.Rogier hinsichtlich der Medizinerschaft entgegenzuwirken, welche er, derartig angelockt, im Sturme zu erobern trachtete, indem er ihr vor Gericht einen Heilgesetzentwurf vorsetzte, den sie nicht anders, als weit von sich stoßen kann."

Sind wir letztlich im Unrecht, wenn wir unsere Mitstreiter, die Allopathen, als entschlossen zur Revolution des Landes darstellen, wenn es darum geht, die von ihnen eingeforderten Rechte und Privilegien einzufordern? Erinnern die oben erwähnten Zeilen nicht an die Proklamationen und Bulletins der Revolutionszeit?

Kommt die Rede auf den Disziplinargerichtshof, verschweigt die gleiche Zeitschrift ihre Forderung nach einer in jeder Hinsicht außergewöhnlichen Gerichtsbarkeit für die Ärzteschaft nicht. Der Gerichtshof, der über die unterschiedlichen rechtlichen Streitigkeiten zwischen den Ärzten und Klienten entscheidet, sollte entsprechend den Aussagen dieser Zeitschrift ausschließlich von den Ärzten selbst nominiert werden;

und man könnte dann gegebenenfalls nicht mehr die allgemeinen Gerichtshöfe, sondern ausschließlich die ärztlichen Gerichte des Bezirks oder der Provinz anrufen. Wie man sieht, möchten diese Herren nur von ihresgleichen abgeurteilt werden; die anderen Jurisdiktionen sind gut für die Menschen von niedriger Herkunft, für das gemeine Volk, dessen Angehörige von ihnen zerschnitten und verstümmelt werden, sie sind für einen Niemand, und sie machen ihre neugierigen Experimente, als handelte es sich um verächtliches Vieh.

Das erste und wahrhaftigste unter den fundamentalen Prinzipien der Homöopathie: *similia similibus*, wurde von allen Homöopathen als ein unabänderliches Naturgesetz angesehen; dieses Prinzip bildet die erste Voraussetzung dafür, daß sich die Medizin aus dem tieferen Range einer Kunst auf die höhere Stufe einer Wissenschaft erhebt. Die weiterhin fortbestehenden Meinungsverschiedenheiten über die Anwendung und die mangelnde Vereinheitlichung der Art und Weise der Arzneiverabreichung verhindern das Erreichen des angestrebten Zieles.

Selbst wenn jeder echte Homöopath keinen Gedanken an Mischungen und Zusammensetzungen von Arzneimitteln verschwendete, welche die Allopathen ihren Kranken in großen Mengen von Stunde zu Stunde verabreichen, wobei, oberflächlich betrachtet, die verschriebenen Mengen der einen im Verhältnis zu den verabreichten der anderen dennoch geringer und seltener sind, so gibt es trotz allem erhebliche Unterschiede in der Sichtweise und Praxis unter den Homöopathen bezüglich der oben erwähnten, nur der Homöopathie eigenen Doktrin, so daß es mir angebracht erscheint, diesbezüglich eine besänftigende und distanzierte Meinung zu vertreten.

Wenn ich auf diesen Seiten meine Meinungen und Erfahrungen bezüglich der zur Frage stehenden Punkte darstelle, so verbinde ich damit keinen anderen Wunsch, als daß sie einer gewissenhaften und wohlüberlegten Prüfung unterzogen werden mögen; ich wünsche mir desgleichen, daß derjenige, der meine Ansichten nicht teilt, eine Veröffentlichung seiner Sichtweise und Ergebnisse nicht ebenfalls verschmäht, damit die Wahrheit eines Tages ans Licht kommen kann und die Homöopathen zu größerem Einverständnis in diesem Punkte gelangen können.

Jenseits der fundamentalen Prinzipien von Allopathie und Homöopathie, *contraria contrariis* und *similia similibus*, gibt es noch einen weiteren entscheidenden Unterschied, welcher in der verabreichten Menge der Arzneimittel, der sogenannten *Dosologie*, besteht.

Wenn der Allopath die Frage stellt: *Wieviel* der Kranke oder der Mensch von einer Arznei vertragen kann, ohne davon vergiftet zu werden oder von sich aus daraufhin eine Krankheit zu entwickeln, die auf das verabreichte Arzneimittel zurückzuführen ist, so fragt der Homöopath in einfacher Weise folgendermaßen: Welches ist die für die Heilung der Krankheit ausreichende *kleinste Dosis*?

Der den Namen der hippokratischen Medizin ursurpierende Allopath hat indessen die weise Maxime des Hippokrates über die *Gefahr des Zuviel* (1) anscheinend vergessen. Deshalb also findet man in der *pharmakopoea Borussica*[29] (und in einigen anderen Pharmakopöen),wohl aus gutem Grund als Folge negativer Erfahrungen, eine philanthropische und vorbeugende Notiz eingefügt: *Exhibens doses medicamentorum maximas, ultra quas medicus pro usu interno non praescribat absque addito signo!*[30]

Eine außerordentlich präzise Erklärung zu diesem Gegenstand findet sich in der Einleitung zu diesen Worten: *Si medicus majorem pro usu interno, uti ajunt, praescribit dosin, signum addere debet; si neglexerit pharmacopolam formulam medico remittere oportet, ut hic de ipsa pronunciet*[31].

Wenn der Allopath Erfahrungen sammelt, und nur diese allein vermögen Beweise darüber zu liefern, bis zu welcher Stufe man die Dosen gefahrlos erhöhen kann, so profitiert der Homöopath von seinen Erfahrungen, um festzustellen, bis zu welchem Punkt er seine Dosen verringern kann, ohne das Ziel der Heilung zu verfehlen.

Hahnemann war von Beginn an im Recht, wenn er die gewöhnlichen Dosen der Arzneimittel verringerte, und je kategorischer er dieses durchführte, desto stärker war die Wirksamkeit in exakter Korrespondenz zur Krankheit im Sinne von *similia similibus*. Um den philanthropischen Wunsch nach einer Heilung ensprechend *cito, tuto et jucunde*[32] zu erfüllen, verringerte und milderte man nach und nach die Dosen. Nicht jedoch, wie es die Allopathie versuchte, indem sie sogenannte Korrektive einführte, sondern einfach durch das Hinzufügen einer neutralen Substanz, die das Volumen und das Gewicht der Arznei vergrößerte, wenn sonstige gebräuchliche Gewichte und Maße die Mischungen nicht ermöglichten.

Wir sehen also, daß die Verdünnungen in der ersten Periode der Homöopathie nicht im engeren Sinne des Wortes *(dilutiones)* zu verstehen sind und die Entwicklung sehr viel stärkerer medizinischer Wirksamkeit *(dynamisatio)*, bewirkt durch Schütteln oder Zerreiben der Arzneimittel, noch nicht vollzogen worden war (diese wahrscheinlich auf einem Zufall beruhende Entdeckung wurde erst später gemacht), womit das Hinzufügen von medizinisch nicht wirksamen Stoffen lediglich einer Vergrößerung der Masse des Arzneimittels diente. Natürlich verhalf diese letzte, der Homöopathie als Charakteristikum zukommende Entdeckung der Technik der Verringerung von Dosen zu weiterem Fortschritt, der schließlich zu den außerordentlich wirksamen Arzneimitteln führte, die Hahnemann in der Folgezeit bis in die letzten Tage seines Lebens hinein weiter zu perfektionieren verstand (2).

Aus vielen Passagen seiner Berichte können wir entnehmen, mit welcher Vorsicht Hahnemann nach und nach seine Verdünnungen und Dilutionen der Arzneimittel steigerte und wie viele Jahre lang er sich beharrlich der Erforschung dieser wichtigen Materie widmete, ohne jemals einen Schritt zu vollziehen, der sich nicht aus der Erfahrung ableiten ließ. Um sich hierüber Gewißheit zu verschaffen, genügt ein Vergleich seiner Aussagen in den verschiedenen Ausgaben der ersten beiden Bände der *Reinen Arzneimittellehre*, erschienen in erster Auflage 1811, in zweiter Auflage 1822 und in dritter Auflage 1830. Wenn Hahnemann in der zweiten Auflage, im Abschnitt über *Mercurius* noch *ein Gran für die 12. Verreibung* als bestes Mengenverhältnis angibt, so lehrt er acht Jahre später, in der dritten Auflage, daß *schon ein Globuli (*Streukügelchen) von der kleinstmöglichen Größe, benetzt mit der Dilution einer 30. (300 dieser Streukügelchen ergeben ein Gran) eine ausreichende Verschreibung bei allen Krankheiten darstellt, die den Gebrauch dieses so wertvolle medizinische Eigenschaften besitzenden Metalles indizieren.

Einige für die Homöopathie ebenfalls höchst wichtige Instruktionen enthält darüber hinaus Hahnemanns Einleitung zu *Thuja occidentalis*, im fünften Band der *Reinen Arzneimittellehre*, 2. Auflage, Seite 123. Dort finden wir seine denkwürdigen Worte[33]:

„Da der Feigwarzen-Tripper eine von den wenigen festständigen, miasmatischen Krankheiten ist, so konnte ich die Grade von Kräftigkeit der höhern und höhern Verdünnungen des Lebensbaum-Saftes am gewissesten ausprüfen. Da fand ich dann, daß selbst die höhern Verdünnungen, z. B. die

decillionfache, oder wohl gar die vigesillionfache[34] *Verdünnung (I/XX, wozu 60 Verdünnungsgläschen, jedes zu 100 Tropfen, gehören), wenn jedes Verdünnungsglas zehn und mehrere Male(d. i. mit 10 und mehren Schlägen eines kräftigen Armes) geschüttelt worden war, nicht etwa schwächer an Kraft, als die minder verdünnten, oder, des ungeheuer niedrigen arithmetischen Bruches wegen, wohl gar zur völligen Kraftlosigkeit, zum Nichts herabgesunken — nein! im Gegentheil, an lebensbaum-arzneilicher Wirkung eher stärker und stärker geworden waren (3).*"

In einer Fußnote, die sich direkt an diesen Abschnitt anschließt, fügt der aufmerksame und scharfsinnige Autor folgende Worte hinzu, die es wert sind, sehr aufmerksam studiert zu werden: „*Die Entdeckung, daß die rohen Arzneisubstanzen (trockene und flüssige) durch Reiben oder Schütteln mit unarzneilichen Dingen ihre Arzneikraft immer mehr entfalten und in desto größerm Umfange, je weiter, länger und mit je mehr Stärke dieses Reiben oder Schütteln mit unarzneilichen Substanzen fortgesetzt wird, so daß aller materielle Stoff derselben sich nach und nach in lauter arzneilichen Geist aufzulösen und zu verwandeln scheint-; diese, vor mir unerhörte Entdeckung ist von unaussprechlichem Werthe und so unleugbar, daß die Zweifler, welche aus Unkenntniß der unerschöpflichen Natur in den homöopathischen Verdünnungen nichts als mechanische Zertheilung und Verkleinerung bis zum Nichts (also Vernichtung ihrer Arzneikraft) vermuthen, verstummen müssen, sobald sie die Erfahrung fragen.*" Direkt danach, in der Einführung zum Lebensbaum, fügt er noch hinzu: „*In unzähligen, genauen Versuchen fand ich dieß (auch von den übrigen flüssigen, ähnlich bereiteten, hohen Arznei-Verdünnungen) so vollkommen bestätigt, daß ich es aus Ueberzeugung versichern kann (4).*"

Des weiteren schließen sich hier weitere Tatsachen an, welche die Bedeutung der jungen Entdeckung des weisen Begründers unserer Schule erhöhen und ihren praktischen Nutzen in neuem Lichte aufzeigen. Wiederholte Versuche stützten die Erfahrung, daß durch die Verreibungen, und zwar abhängig von ihrer jeweiligen Dauer und der hierfür aufgewendeten und somit zugeführten Kraft, die Präparate stärker werden, und zwar nicht nur bezüglich der medizinischen Wirksamkeit an sich, sondern auch (sein Scharfblick und sein überlegenes Genie ahnten dieses bereits voraus) im Sinne einer *Erweiterung von deren Wirkungskreis*, und folglich Symptome hervorzurufen imstande sind, die beim Gebrauch der Ursubstanzen und der ersten Dilutionen und Verschüttelungen in keinster Weise aufgetreten sind. So wird immer deutlicher, daß durch den beschriebenen Prozeß ein pharmazeutischer Schatz zum Nutzen der leidenden Menschheit eröffnet werden konnte, ein Schatz, von dessen Existenz weder die Allopathie, noch die Chemie bis zum heutigen Tage auch nur die geringste Ahnung hatten. Dieses gilt in evidenter Weise auch für solche Substanzen, denen bis dahin annähernde Neutralität und keinerlei medizinischer Nutzen zugesprochen wurde, die aber jetzt durch die Potenzierungen und Dynamisationen in die Klasse der Arzneimittel von außerordentlich reichhaltiger und unersetzbarer medizinischer Kraft erhoben werden können; bei vielen Leiden, denen gegenüber die Allopathie bis dahin hilflos war, hätten einige der eben angesprochenen Substanzen die Kranken wohl häufig noch zu retten vermocht.

Für denjenigen, der unsere Wissenschaft ein wenig kennt, reicht es, sich an dieser Stelle der Edelmetalle(*Aurum, Argentum*) zu erinnern, welche der Magen nicht aufzulösen vermag, man denke auch an die Bodenbestandteile (*Calcarea carbonica, Silicea terra*), welche in allen Speisen und allen Getränken enthalten sind, oder an das Küchensalz (*Natrium muriaticum*), welches man alle Tage in geraumen Mengen zu sich nimmt.

Alle diese Stoffe, im unbehandelten Zustande fern jeglicher medizinischer Wirksamkeit, werden mittels der Verreibungen und Verschüttelungen mit neutralen Substanzen (Wasser, Weingeist, Milchzucker) zu Arzneimitteln von ausgedehntem Einfluß auf den lebenden Organismus.

Wird lange geschüttelt und kräftig zerrieben, so verstärkt sich die offizinelle Stärke derart, daß notwendigerweise ein bestimmtes Maß eingehalten werden muß, um die Substanz nicht auf eine zu hohe Stufe zu befördern; mißachtet man diese Tatsache und verwendet nicht die zu Gebote stehenden kleinstmöglichen Dosen, so setzt man den Kranken einer Reihe beschwerlicher sekundärer Begleiterscheinungen aus; unsere Erfahrungen belegen des weiteren in positiver Art und Weise, daß *die unterschiedliche Qualität, der Wirkungskreis und die Mannigfaltigkeit der Einflüsse von Arzneimitteln* bei jeder neuen Dilution in gleicher Weise beträchtlich zunehmen, wie die Zahl der beobachteten Symptome in den Prüfungen an Gesunden.

Letztgenannter Umstand, ein Ergebnis zahlreicher, oftmals wiederholter Erfahrungen, stellt sich uns als ein *unveränderliches Naturgesetz* dar(5), welches die Überlegenheit der Hochpotenzen gegenüber den niederen Potenzen aufzeigt. Letztere besitzen eine eingeschränktere Wirkungssphäre, die notwendigerweise bei der gebührenden Suche nach dem *Simile* eine größere Anzahl von Arzneimittelanwendungen erfordert. Es ist folglich *einfach* zu verstehen, daß ein Arzneimittel in einer viel größeren Anzahl von Krankheiten Anwendung findet, wenn es eine Vielzahl von Symptomen hervorzurufen imstande ist, ganz im Gegensatz zu einem Arzneimittel, das nur eine geringe Anzahl von Symptomen aufweist. Hier sehen wir zweifellos, warum so viele Homöopathen fortwährend nach neuen Arzneimitteln suchen und ebensolche anwenden, obschon ihre speziellen Kräfte noch beinahe unbekannt sind, wohingegen die alten Homöopathen, bereits reich an Erfahrungen, in einer kleinen Anzahl von wohlbekannten Arzneimitteln, welche gründlich studiert und bis zur höchsten Stufe verdünnt wurden, alles ihnen Notwendige fanden und auch Leiden zu besiegen vermochten, deren Heilung den erstgenannten nicht gegeben ist.

Unter diesen Umständen, deutlich all jenen, die vor vollendeten Tatsachen ihre Augen zu öffnen verstehen, ist es wahrlich nur schwer zu begreifen, warum mancher Homöopath, gleichermaßen gewissenhaft und ausgebildet, hartnäckig die Anwendung von Hochpotenzen in geringen und selten verabreichten Dosen ablehnt. Natürlich dürfen derartige Versuche nicht an Kranken durchgeführt werden, die von schweren Leiden befallen sind und deren Heilung oftmals von einigen wenigen Stunden abhängt. Doch sind der chronischen Krankheiten, welche die Durchführung solcher Versuche erlauben, so viele, und eine Verzögerung von einigen Stunden, oft auch einigen Wochen oder Monaten, bringt hier keine große Bedeutung mit sich; der Arzt versucht, bei der Behandlung das Arzneimittel möglichst exakt, entsprechend der gesamten Indikation auszuwählen und kann es (während einiger Tage) in der kleinstmöglichen Dosis in einer Hochpotenz verabreichen; das beste wäre es, das Arzneimittel in klares Wasser aufzulösen und es dem Kranken in dieser Weise einige Tage lang, unter Beobachtung der verordneten Diät, zu geben; anschließend ist es erforderlich, geduldig die Wirkungen für die Dauer einiger Wochen zu beobachten. Hat man nun all dieses getan, ohne damit Resultate zu erzielen, so sollte jeder offen und ehrlich genug sein, sich detailliert darüber Sicherheit zu verschaffen, ob die Wahl des Arzneimittels die richtige war und ob alle Umstände aus dem Wege geräumt worden sind, die der Heilung entgegenstehen könnten.

Für jene, denen diese Vorgehensweise zu langwierig erscheint, oder für denjenigen, den die Wahl des passenden Medikamentes bei chronischen Fällen vor zu große Probleme stellt, findet sich bequem eine Gelegenheit, sich mit geringerem Zeitaufwand, ja sogar in außerordentlich kurzer Zeit von der Wirksamkeit der Hochpotenzen zu überzeugen. Hat sich jemand *eine Brandwunde zugezogen*, so bedarf es 1 oder 2 mit Arsenicum in der 200. Potenz benetzter Globuli, die in einer Flasche mit 12 bis 15 Löffeln voll frischen Wassers aufgelöst werden und zusätzlich mit einem halben Löffel voll absolut reinem französischen Quellwasser versetzt werden, um zu verhindern, daß das Wasser verdirbt. Dem unter den abscheulichen Schmerzen der Brandwunden leidenden Kranken verabreicht man nun alle zwei oder drei Stunden einen Löffel voll davon (und beachte sorgfältig, die Flasche ein jedes Mal zuvor gründlich zu schütteln). Ist die Brandwunde nicht zu schlimm, noch nicht alt und noch nicht mit Kompressen, kaltem Wasser oder auf andere Weise vorbehandelt, so beruhigt sich der gewaltige Schmerz nach Ablauf von etwa 12 bis 15 Minuten und legt sich nach Ablauf einiger Stunden vollkommen, anschließend kann die Zeit zwischen der Arzneimitteleinnahme nach und nach verlängert werden, und schon nach einigen Tagen tritt eine vollständige Heilung ein. Diese Vorgehensweise ist in der Umgebung meines Wohnsitzes recht bekannt, und wann immer ein Unglück dieser Art eintritt, was auf dem Lande häufig geschieht, wird keinen Augenblick lang mit dem Herbeiholen des genannten schnell und sicher wirksamen Arzneimittels gezögert.

Ich verwende im gleichen Anwendungsverfahren und mit durchaus vergleichbar schnellem wie überraschendem Erfolg *Arnica* bei externen und internen Läsionen, überall, wo dieses Medikament angezeigt ist, in beiden Fällen übrigens ohne irgendeine weitere äußere Applikation, um zu beweisen, daß die aus den Pflanzensäften gewonnenen Medikamente durch die *hohen Potenzierungen* nichts von ihrer Kraft einbüßen.

In gleicher Weise nun verwende ich auch die Arzneimittel, welche für ihre Indikation bei Krupp von Kindern (*Angina membranacea*) bekannt sind und ein hohes Ansehen erlangt haben; viele Familien in Deutschland und Holland verfügen über einen Vorrat von diesen Arzneimitteln (jeweils mit einer aufgedruckten Notiz bezüglich der Art der Anwendung versehen), was eine exzellente vorbeugende Maßnahme darstellt. In über dreihundert Fällen wurde davon erfolgreich auf schnellstmögliche und sicherste Weise Gebrauch gemacht; und bis zum heutigen Tage ist mir nicht ein einziges Beispiel bekannt, in dem die Medikamente bei veritablem Krupp ihre Wirkung verfehlten oder das Kind trotz der Arzneimittel den Leiden unterlag. Ein Tatbestand, dessen Existenz sich nur wenige Homöopathen rühmen lassen können, die mit mittleren Verdünnungsstufen arbeiten. Bei dieser Krankheit von derart heftigem Charakter, wodurch jede verlorene Minute von entscheidender Bedeutung ist, bewirkt das Arzneimittel beim Kind bald nach der Einnahme der ersten Dosis Einschlafen und Erwachen im geheilten Zustande nach Ablauf einiger Stunden, ohne daß die Anwendung weiterer Medikamente notwendig wäre.

Dann jedoch, wenn der Homöopath, ohne Versuche unternommen zu haben, die natürlich immer nur unter größtmöglicher Umsicht und nur unter der Voraussetzung des Vorhandenseins von hierfür unabdingbarem Wissen durchgeführt werden können, die Hochpotenzen *von vornherein verurteilt* und ihnen keine oder eine geringere Wirksamkeit als den Tiefpotenzen zuspricht, braucht seinen Worten kein Glaube geschenkt zu werden; im übrigen geht es hier ja nicht darum, irgendetwas zu glauben, sondern vielmehr darum, die Dinge schlicht und ergreifend mit Tatsachen zu beweisen. Was Hahnemann einstmals sagte, ist auch heute noch wahr: „Macht's nach, aber macht's genau nach, so wie ich es lehrte, und sollten die Ergebnisse sich von den von mir beschriebenen unterscheiden, dann, aber nur dann, dürfen sie der Öffentlichkeit mitgeteilt werden." Diese Herausforderung zum Experimentieren ist für eine Wissenschaft wertvoll, die sich allein auf Versuche und Erfahrungen stützt und in der irgendein, wie auch immer autoritäres Urteil von irgend jemandem keinen Einfluß auf jene ausüben darf, die gewissenhaft studieren und denen die Natur ihre Schätze offenbart (6).

Dennoch gibt es unter den Ärzten, wie unter allen Menschen jeglichen Standes, einige eingeschüchterte Personen (und ich füge hinzu, daß ich die sie animierenden Gefühle unendlich honoriere), die sich da, wo es um die Gesundheit ihrer Mitbürger geht, niemals zur Durchführung *neuer Versuche* durchzuringen vermögen; die allerdings überhaupt nicht darin zögern, solches nach den Ratschlüssen erfahrenster Wissenschaftler höchsten Ansehens umgehend zu tun. Es gibt auch hier ein treffliches Mittel, diese Personen zur Erkenntnis der Wahrheit zu führen, ohne ihr Gewissen dabei anzutasten: Ich meine die Behandlung von Tieren. Ich gebe zu, selbst zu Beginn diesen Weg beschritten zu haben, und ich kann versichern, daß die daraus hervorgegangenen Ergebnisse kein Geringes zu meinem Vertrauen in die Überlegenheit der kleinen Dosen von Medikamenten (verdünnt) in Hochpotenzen beisteuerten. Denn hier ist es, und genauso verhält es sich bei der Behandlung aller Kleinkinder, unmöglich, das Ergebnis der Diät oder der Einbildungskraft zuzuschreiben; jede vollzogene Heilung stellt eine nicht anzweifelbare vollendete Tatsache dar. Ich vollzog eine große Anzahl dieser Kuren bei allen Arten unserer Haustiere, vom Pferd bis zur Katze, und ein separates Krankenjournal enthält alle Indikationen zu diesen Behandlungen. Seit vielen Jahren, genaugenommen, seit ich fast ausschließlich Hochpotenzen verwende, gab ich diese auch den Tieren und zwar immer zu kleinsten Teilen (2 in Wasser gelöste und stark verschüttelte Globuli); somit verabreichte ich keine höheren Dosen als etwa bei den jüngsten Kindern. Stets war das Ergebnis befriedigend, oftmals auch überraschend, und wenn in seltenen Ausnahmefällen die Hochpotenzen zu keinem Ergebnis führten und ich auf weniger verdünnte Medikamente zurückgriff, so folgte daraufhin niemals ein Erfolg; womit wohl deutlich genug bewiesen ist, daß der Mißerfolg nicht von der Dosis, sondern von der Wahl des Medikamentes abhängig ist.

Sollte ein Ungläubiger den Wunsch nach einem greifbaren und evidenten Beweis der Wirksamkeit von *Hochpotenzen* verspüren, so anempfehle ich ihm dafür folgenden Versuch: Jeder Agronom kennt eine sich in exzessiver Aufblähung äußernde Krankheit, die vor allem das Hornvieh betrifft[35]; sie wird im Herbst vom Gebrauch feuchten Klees als Viehfutter verursacht. Bei dieser Krankheit sind Ursache und Symptome in solcher Weise stets die selbigen, daß auch das angezeigte Arzneimittel stets ein gleiches ist; es besteht somit die allerbeste Voraussetzung dafür, die Wirksamkeit von *Hochpotenzen* zu beweisen. In einem solchen Fall sind 2 oder 3 Globuli (Streukügelchen), benetzt mit *Colchicum* in der 200. Potenz, in einem drittel Liter klaren und frischen Wassers aufzulösen; nach einminütigem, mit aller zur Verfügung stehenden Kraft auszuführendem Schütteln (in einer Flasche), ist die Flüssigkeit in das Maul des kranken Tieres auszuleeren. Selten vergehen mehr als 10 Minuten bis sich die Blähungen verringern, oftmals ohne Aufstoßen oder Flatulenzen, und fast immer vollzieht sich die vollständige Heilung binnen einer halben Stunde, angezeigt wird sie durch die beim Vieh wieder einsetzende Bereitschaft zur Nahrungsaufnahme. Diese Art und Weise der Heilung zeigt überdeutlich die Überlegenheit der homöopathischen Behandlung im Gegensatz zur allopathischen Behandlung; letztere gebraucht beim genannten Leiden den Trokar; durch die Anwendung dieses Instrumentes vergrößert sich die bestehende Gefahr häufig; die ärgerlichen Folgen zeigen sich erst nach einer Weile und meistens ist das Tier dann lediglich noch gut genug zum Mästen und wird ins Schlachthaus geführt.

Die zuerst genannte eigentümliche Behandlungsart ist in der Umgebung meines Besitzes in Darup sehr bekannt und anerkannt; überall befindet sich stets eine Phiole mit Globuli von *Colchicum* in der 200. Potenz auf Vorrat, und jedesmal, wenn sich die Krankheit zeigt, wird das Arzneimittel von den Bauern, die dessen Kräfte seit Jahren kennen, verwendet.

In Anbetracht dieser abertausend sich täglich, seit nunmehr 15 Jahren, vor meinen Augen abspielenden Tatsachen, wird niemand mehr von meiner Überzeugung überrascht sein und sich darüber verwundern, daß ich den Wunsch hege, all unsere wertgeschätzten Kollegen an dieser unerschütterbaren Überzeugung bezüglich einer Behandlungstechnik teilhaben zu lassen, die ich überdies als eine *deutliche Eigenheit unserer schönen Wissenschaft und als einen ihrer größten Fortschritte betrachte.*

Es mögen diese Zeilen, verfaßt mit fliegender Feder, inmitten der Zwänge alltäglicher Geschäfte, dazu beisteuern und wohlwollende Aufnahme finden.

(1) Παν το πολυ τη φυσει πολεμιον! Ιπποχρ. Αφορ II[36].
(2) In der vom Autor letzter Hand bearbeiteten Ausgabe des *Organons* findet sich die Beschreibung einer neuen Methode der Dynamisation, nach der man einzigartige Hochpotenzen herstellen kann, die meinen eigenen Erfahrungen entsprechend alle anderen Zubereitungen übertreffen. Hoffen wir, daß die ehrwürdige Witwe des großen Meisters uns bald in den Stand versetzt, ebenfalls aus diesen Anleitungen zu schöpfen.
(3) Demzufolge könnte Hahnemann schon 1826, das Jahr in dem dieser Band erschien, selbst von Hochpotenzen gesprochen haben und um deren Wirksamkeit gewußt haben.
(4) Die Passagen der obigen Berichte Hahnemanns erweckten in mir eine Beunruhigung, die zum Ausgangspunkt meiner während des Jahres 1835 erworbenen Erfahrungen mit den Korsakoff-Potenzen[37] wurde; diese verursachten in jener Zeit einigen Aufruhr, fielen aber bald darauf der Vergessenheit anheim. Ich erzielte mit ihnen einige überraschende Ergebnisse, veröffentlicht in den *Neuen Archiven der homöopathischen Heilkunst*, Band III, 3° Heft, Seite 25, aus dem Jahre 1848. Um diesen wichtigen Sachverhalt aufzuklären, korrespondierte ich mit unserem großen Meister bis in seine letzten

Lebenstage hinein und versetzte mich in die Lage, die Dynamisation bis hin zur 200. Potenz ausführen zu können (in der Zentesimalskala). Ich tat dieses in Hahnemanns *eindeutigem* und *vollstem* Einverständnis; später konnte ich schließlich in derselben Zeitschrift erstmals darauf aufmerksam machen: *Neues Archiv für homöopathische Heilkunst*, Band I, 2° Heft, Seite 36, aus dem Jahre 1844.

(5) Wir sehen zweifellos, daß die *natürlichen Mineralwasser* eine viel stärkere Wirkung aufweisen, als die *künstlichen*; hier sprechen die jedermann leicht zugänglichen Tatsachen für sich selber, eine jegliche andere Begründung in diesem Zusammenhange basiert auf nichts anderem, als auf vagen Annahmen und ungeprüften Behauptungen.

(6) Das Motto des *Organons* lautete: *Aude sapere!*, und die bevorzugte Maxime Hahnemanns hieß: „Die Natur öffnet ihre Schätze den gewissenhaft Suchenden."

Eine mir auferlegte Erklärung[38]

Ich sollte wohl damit rechnen, daß hier und da manch einer unter den jungen und unerfahrenen Homöopathen, ohne damit letztlich ein anderes Ziel als eine Provokation zu verfolgen und ohne zuvor viel Mühe auf das Studium der homöopathischen Lehre angewandt zu haben, seine Stimme erhebt, um den vorgeblicherweise mysteriösen Charakter meiner Arzneimittel gegen den Krupp zu tadeln.

Daß nun aber die im Dienste der Praxis ergrauten Ärzte es kaum je für nötig befinden werden, ihre Namen in dieser Weise herzugeben, so darf ich bekennen, wird nicht bezweifelt werden müssen.

Doch glauben sich die Männer dieser letzten Kategorie, trotz ihrer Inkompetenz und ohne meine Absichten im geringsten verstanden zu haben, ausdrücklich zur Verkündung von Urteilen gegen mich autorisiert, wie etwa, ohne zu zögern, die Herren der *Société gallicane de médecine homoeopathique* in ihrer Sitzung vom 6. Juni dieses Jahres unter der Leitung des verehrungswürdigen Doktor Pétroz; da diese ihr Verdikt mit einer Geckenhaftigkeit und Arroganz, ebenso ungeschickt wie unbegründet an die Öffentlichkeit trugen, ist mir das Schweigen diesbezüglich geradezu verboten; ganz im Gegenteil glaube ich in der Pflicht zu stehen, meine anmaßenden Kollegen vor derselben Öffentlichkeit in ihre Schranken zu weisen und ihnen die tatsächliche Art und Weise meines Verfahrens zu verdeutlichen. Und wenn ich mich von dieser Pflicht freispreche, so folgt daraus die Aufhellung einiger unangenehmer Wahrheiten, welche die Verfasser jener willkürlichen Provokation auf niemand anderen als sich selbst zu beziehen haben.

Für jeden Leser meiner Werke und Zeitschriftenveröffentlichungen ist es unmöglich, zwei Tatsachen zu ignorieren: Daß ich skrupulös den Doktrinen meines ewig unvergeßlichen Freundes Hahnemann anhänge und daß ich die Hochpotenzen anderen Dynamisationen vorziehe.

Hieraus ergibt sich konsequentermaßen, daß *meine gegen den Krupp verwendeten Medikamente keine anderen sind*, als die jedem Homöopathen bekannten, welche schon der Begründer der Homöopathie gegen dieses Leiden verwendete.

Und wenn sich außerdem, nach einer fünfzehnjährigen Erfahrung, fünf Pulver als in jeglicher Hinsicht ausreichend für die Behandlung der kürzlich aufgetretenen Fälle von Krupp zeigten, so folgt daraus, daß die zwanzig und mehr von einigen anderen Ärzten verschriebenen Arzneimittel von der Behandlung der zur Frage stehenden Krankheit auszunehmen sind.

Die Dosis betreffend schließlich, bleibt festzustellen, daß es sich noch immer um die im oben von mir angeführten Zeitraum unverändert angewandte handelt (200. Potenz), deren Gebrauch mir noch bei jeder Gelegenheit von Vorteil war.

Nun frage ich Sie, was es daran für den echten Homöopathen an Mysteriösem zu finden gibt? Wo ist die Wissenschaftsbeleidigung?

„Und warum", so könnte man fragen, „warum werden einzig Ihre Präparate verschrieben?" – Warum? ... Die Antwort darauf ist sehr einfach: Weil nur sie nach der Erfahrung vieler Jahre mein vollständiges Vertrauen besitzen.

Wer weiß schon, warum in der letzten Zeit so häufig auf die niedrigeren Potenzen zurückgegriffen wird, und warum, ein noch etwas weniger abstoßender Rückschritt, die Zentesimalskala Hahnemanns durch die Dezimalskala ersetzt wird.

Auch ich selbst arbeitete vor zwanzig bis fünfundzwanzig Jahren mit ähnlich massiven Dosen, zauderte jedoch mit der Ablehnung dieser Innovation spätestens dann nicht mehr, als ich Jahre darauf zur Verwendung der 200. Potenz gelangte, die mir zu vollständigen Heilerfolgen verhalf.

Wenn viele Gegner der Hochpotenzen nach meinen Ratschlägen das Bedürfnis verspüren, zu schmunzeln, anstatt dieselben anzuwenden, so wohl auch deshalb, weil es ihnen niemals gegeben sein wird, die von mir bei deren Anwendung erzielten Ergebnisse zu sehen.

Diese Ergebnisse sind nicht weniger aufsehenerregend, als daß ich denjenigen herausfordere, *der nur einen Fall von veritablem Krupp* beschreibt, der nach korrekter Anwendung meiner Arzneimittel, entsprechend meinen Anweisungen nicht mit überraschender Schnelligkeit geheilt werden kann.

Ich würde und könnte niemals behaupten, daß es sich in allen Fällen, in denen meine Arzneimittel zur Anwendung gelangten, um veritablen Krupp handelte oder ein solcher hätte werden können. Man bedenke, daß der größte Teil der Kranken auf Grund der zu großen räumlichen Entfernung nicht meiner persönlichen Beobachtung zugänglich war. Ist es aber notwendig, daß der Arzt bei einer in derart rascher Weise ihre höchst alarmierenden Kennzeichen zutage fördernden Krankheit das Leiden bis zu seinem Kulminationspunkt wachsen läßt, bevor er zu Hilfe eilt, obwohl er dieses Anwachsen verhindern könnte und dann vielleicht nicht mehr zu spät käme? Und wenn der Arzt weise ist, folgt er der Maxime: „Principiis obsta!"[39], die uns zur Pflicht ruft, wenn die Gefahr mit jedem verlorenen Augenblick anwächst und die unglücklichen Eltern, gepeinigt von Verzweiflung, nach Hilfe für ihr geliebtes Kind rufen, für das jeder Atemzug ein Schritt in Richtung Erstickungstod bedeutet.

Aus dieser Tatsache heraus, und einzig und allein deshalb, ist die Gabe eines jeden meiner Pulver mit der Anweisung verbunden, die vor allem anderen *explizit* die Notwendigkeit der sofortigen Verabreichung der Pulver unterstreicht, *sobald die es indizierenden Symptome sich manifestieren*, und es gilt in aller Deutlichkeit hinzuzufügen, daß die Arzneimittel bei *Erscheinen dieser Symptome niemals einen nachteiligen Effekt* hervorrufen werden. Findet sich in dieser Aussage etwa ein Attentat gegen die Moral oder gegen unsere kurativen Grundsätze?

Wie häufig läßt die Behandlung des Krupp im übrigen, auch von seiten der guten, ja hervorragenden Homöopathen, zu wünschen übrig; eine Feststellung, die auf mich jede Woche von nah und fern erreichende betrübliche neue Berichte zurückgeht. Ein französischer Arzt, sogar mit einer Medaille honoriert, schrieb mir am vergangenen 25. Juni: „Ich muß erneut den Tod von zwei Kindern, 11 und 13 Jahre alt, mit ansehen, die zuvor allopathisch behandelt wurden. *Wir müssen frühzeitiger eingreifen.* Die Mortalität ist unermeßlich".

Ein deutscher Arzt, Doktor H.G. Schneider[40] aus Magdeburg, der sich hinsichtlich seines Wissens und seiner ausgereiften Erfahrung kaum von jeglichem französischem Homöopathen unterscheidet, und der sich in besonderer Weise der Erforschung des Krupp zugewandt hat, berichtet in den Nummern 3 bis 12 des 58. Bandes der „Leipziger Allgemeinen Homöopathischen Zeitung"[41] ausführlich von einer Reihe aufeinanderfolgender Krupp-Fälle, die trotz seiner Bemühungen einen fatalen Ausgang fanden.

Und meine Medikamente, wie jeder hinreichend und gebührend ausgebildete homöopathischer Arzt, der also auch die Möglichkeit des Mißbrauches einsieht, unfehlbar wie einfach zu erraten vermag, müssen für den ignoranten Arzt genauso wie für den Homöopathen, welcher nicht Arzt ist, unbekannt bleiben. Erst in Anbetracht eines solchen Zustandes stellen meine Medikamente ein Attentat auf die Moral und eine grobe Beleidigung für die Homöopathie dar!

Zu Beginn dieses Jahres (das genaue Datum ist nicht notiert worden) kam Frau Kemper, Gastwirtin zu Havixbeck (drei Wegstunden von Münster entfernt), in meine Praxis, um wie gewöhnlich erneut einen Vorrat von Pulvern gegen den Krupp zu erhalten, über welchen sie als Reserve stets verfügen wollte. Nachfolgend der mir bei dieser Gelegenheit erstattete Bericht: Vor zwei Tagen war das Kind ihres Nachbarn plötzlich erkrankt; der umgehend gerufene Arzt erkannte sofort, daß es sich bei diesem Leiden um einen Fall von veritablem Krupp handelte und dementsprechend behandelte er das Kind. Das Leiden jedoch milderte sich dennoch kurzfristig nicht, und am frühen Morgen des darauffolgenden Tages wurde ein zweiter Arzt konsultiert. Am Abend desselben Tages zogen sich die beiden Ärzte nach der einhelligen Feststellung, daß der Tod des Kindes unvermeidbar sei, zurück. So fügte es sich, daß die verzweifelten Elten mit der inständigen Bitte an sie (Frau Kemper) herantraten, die von mir als Vorrat erhaltenen Mittel gegen den Krupp zur Anwendung zu bringen. Sie beeilte sich, dieses zu tun, und kümmerte sich zusätzlich die ganze Nacht lang selbst um die verschreibungsgemäße Anwendung der Arzneimittel. Als die Ärzte während des darauffolgenden Tages nochmals zu einer Visite erschienen, fanden sie, zu ihrem größten Erstaunen, das Kind vollständig genesen. Infolge dieser Begebenheit also mußte Frau Kemper umgehend zur Ergänzung ihres Vorrates zu mir eilen.

Am 10. Februar dieses Jahres, zu fortgeschrittener Abendstunde, suchte mich der Weber Rengeling aus Haus-Dülmen (8 Wegstunden von Münster entfernt) auf und berichtete mir nachfolgendes: Vor fünf Tagen, gegen Abend, wurde seine einzige Tochter, 5 Jahre alt, von Beschwerden an der Kehle ergriffen, und am Morgen des nächsten Tages traf seinen einzigen Sohn, Arnold, 8 Jahre alt, das gleiche Leiden. Herr Doktor

Wiesmann, Rat für öffentliche Gesundheitspflege und Kreisarzt, in aller Hast aus Dülmen (eine halbe Wegstunde entfernt) herbeigerufen, bescheinigte auf der Stelle, daß die beiden Kinder von einem veritablem Krupp befallen seien und behandelte sie entsprechend dieser Diagnose. Am vierten Tag danach starb die Tochter (die zuerst von der Krankheit befallen worden war), übrigens zur selben Zeit wie das einzige Kind seines Nachbarn, Opfer der gleichen Krankheit; der Arzt sprach für das Überleben des Sohnes kaum mehr als eine schwache Hoffnung aus. Deshalb machte sich der Weber auf den Weg, um meine Hilfe zu erbitten.

Es versteht sich von selbst, daß ich ihm nichts versprechen konnte, da ich nichts über die bis dahin verabreichten Arzneimittel wußte und, davon ganz abgesehen, damit rechnen mußte, daß das Kind vor der Rückkehr seines Vaters versterben könnte.

Es blieb mir nichts, als ihm für alle Fälle meine Pulver, verbunden mit einer Anweisung über die Art und Weise der Anwendung, mitzugeben.

Am 19. Februar erhielt ich einen Dankesbrief, in dem man mir mitteilte, daß das erwähnte Kind vollständig genesen war und hinzufügte, daß insbesondere die Pulver mit den Nummern 2 und 3 sehr starke Wirkungen gezeigt hätten, die Nummer 5 aber die Heilung in solcher Weise vorangetrieben habe, daß sich das Kind binnen 24 Stunden genausowohl fühlte wie vor der Krankheit.

Ich bin imstande, sofern man mir diesen Wunsch kundzutun erlaubt, eine große Zahl analoger Fälle zu ermöglichen.

Die Cholera[42]

Die Cholera pocht erneut an unsere Türen: Auf, meine Freunde, bereiten wir uns rechtzeitig vor, um einer bösen Überraschung zu entgehen. Es geht jetzt nicht darum, den vergangenen Ruhm zu wiederholen, sondern darum, ihn zu übertreffen. Unter den damaligen Umständen verloren wir seinerzeit 7 bis 8 Prozent, dieser Verlust sollte sich jetzt auf die Hälfte reduzieren lassen. Die exzellente Unterweisung, die mein teurer Freund de Molinari in seinem hochgeschätzten Werk „*Guide de l'Homoeopathiste*" (Seite 151 ff.)[43] erteilte, reicht für gewöhnliche Fälle aus, jedoch mitnichten für alle. Die Vorschriften Hahnemanns dürfen infolge späterer Erfahrungen keine Änderungen, wohl aber Ergänzungen erfahren.

Wäre die Cholera eine Krankheit, wie etwa der Krupp bei Kindern, gegen welche die bekannten Arzneimittel (1) nach ihrer Anwendung sogleich augenblicklichen Erfolg brächten, so bedürfte es diesbezüglich keiner weiteren Worte. Die Erfahrung mit der Cholera jedoch weist eine Vielzahl verschiedenster Erscheinungsformen auf, woraus sich die Notwendigkeit der Anwendung verschiedenster Arzneien in sonderlichen Fällen ergibt. Die *richtige* und *schnelle* Arzneimittelwahl vereinfacht sich zweifellos, wenn die Diagnose auf ein Akutmittel fällt (welche jeweils für dieses Krankheitsbild besonders kostbar sind, wenngleich dieses eben nicht für alle gilt) und einen Mißgriff unmöglich gestattet.

Nachfolgend erlaube ich mir notwendigerweise, Ihnen differenzierte Hinweise mitzuteilen, nicht jedoch ohne zuvor jedem Homöopathen die Verse in Erinnerung zu rufen:

> ... Si quid novisti rectius istis
> Candidus imperti, si non, his utere mecum.
> Horatius, Epistel I, 6[44].

---

(1) Sollten die geschulten Homöopathen diesbezüglich noch weitere Informationen verlangen, so hätten sie sich damit selbst ein Armutszeugnis ausgestellt.

Diagnose der Medikamente[45]

I. Cholerine

A. Ohne Durchfall

Ipecacuanha. *Übelkeit* oder *Erbrechen vorherrschend, ohne* oder mindestens *vor* dem jedesmaligen Durchfall von Kot.

B. Mit Durchfall

Bryonia. *Durchfall von Kot nur morgens, mit vorgängigen Leibschmerzen.*

Secale Cornutum. *Durchfall* mit *Kriebeln* und *eingeschlafenen* Gliedern.

Colocynthis. *Durchfall von Kot mit Blut gemischt,* bei *heftigen Leibschmerzen,* die *Oberschenkel* hinabziehend.

Phosphoricum Acidum. *Durchfall ohne Schmerzen, zunächst Ausscheidung von Fäkalien, dann von Wasser,* mit *Schwindel* und einer viskösen Zunge (klebrig).

– (Das häufigste Arzneimittel gegen die Cholerine.)

C. Mit mukösen Ausleerungen (schleimig)

Mercurius. *Schmerzhafter Durchfall blutigen Schleims,* mit *heftigem Tenesmus vor* und *nach* der Entleerung.

Sulfur. *Schleimige Ausleerungen,* ohne *Schmerzen,* am häufigsten *nachts,* häufig *unwillkürlich,* mit Tenesmen *nach* der Entleerung.

D. Mit wässrigen Ausleerungen

Veratrum. *Ausleerungen* wie *trübes Wasser,* mit *Erbrechen und Stirnschweiß.*

Phosphoricum Acidum. Siehe oben.

II. Cholera

A. Ohne Erbrechen und Durchfall

Camphora. Ohne Erbrechen und Durchfall, *plötzlicher klamm im Herzen und in den Gliedern,* bei *schnellem Sinken der Kräfte.*
(Wichtigstes Arzneimittel zu Beginn der Krankheit, vor allem bei der foudroyanten Cholera.)

Laurocerasus. *Niederstürzen ohne Bewußtsein,* mit Ausbleiben von *Puls und Atmung* und *heftigen Krämpfen in sämtlichen Muskeln.*

Lachesis. *Gesicht gelblich* und *bleifarben, mit Schwellung der inneren Mundbereiche* und *Krämpfen in der Kehle* und *im Magen*.

Carbo Vegetabilis. *Nach Aufhören von Durchfall und Erbrechen gänzlicher Kollaps* und *Verlöschen der Lebenskraft*.

B. Durchfall ohne Erbrechen

Arsenicum Album. *Dunkelbraune, brennende Ausleerungen, mit Angst, Unruhe und großer Schwäche*.

C. Erbrechen ohne Durchfall

Ipecacuanha. *Nur* Erbrechen, *meist sauer, ohne* Ausleerungen.

D. Erbrechen und Durchfall

Veratrum. *Trüb-wässriges Erbrechen, desgleichen die Ausleerungen*, mehr als das Genossene betragend, anfangend mit *tonischen* Krämpfen in Händen und Füßen, ausgelöst oder verschlimmert *durch Trinken* (Hauptmittel).

Cuprum. Wie *Veratrum*, jedoch mit *klonischen* Krämpfen und *Konvulsionen, Besserung durch Trinken* (Hauptmittel).

Digitalis Purpurea. *Gesichtsfarbe blau, Schwäche* und *Ohnmachten vor, während und nach den Ausleerungen*, mit Aussetzen des *Schlafbedürfnisses*.

III. Typhöses Fieber

A. Schmerzlos

Phosphoricum Acidum. *Schmerzlosigkeit, gelinde Delirien und Schlummersucht*.

Muriaticum Acidum. *Erschwerte Sprache, Ächzen und Stöhnen im Schlafe und beim Herabrutschen im Bett*.

Opium. *Betäubendes Schlafverlangen, mit Schnarchen und Röte des schwitzenden Gesichtes*.

B. Schmerzhaft

Bryonia. *Gliederschmerzen, verschlimmert durch Bewegung, am Abend und durch Wärme*.

Rhus Toxicodendron. *Gliederschmerzen, verschlimmert durch Ruhe, morgens und durch Kälte*.

Arsenicum Album. *Heftiges Brennen im Magen und im Unterleib*, mit größter *Schwäche* und *unstillbarem Durst*, bei dem oft getrunken wird, jedoch jedesmal nur wenig auf einmal.

C. Mit Geisteszerrüttung

Belladonna. Heftige *Delirien, Halluzinationen* und *Blutandrang zum Kopf.*

Im *Falle einer Reaktion* wird entsprechend der Umstände meist *Opium* oder *Sulfur*, manchmal *Carbo vegetabils*, selten *Laurocerasus, Moschus* oder *Nitricum acidum* Anwendung finden.

Dokumente zur Geschichte der Cholera[46]

Die nachfolgenden Dokumente sind, wie ich annehme, nur einem sehr kleinen Publikum bekannt. Es wäre notwendig, diese Beobachtungen und Ergebnisse durch ihre Veröffentlichung vor dem Vergessen zu bewahren und sie damit der Nachwelt zu erhalten.

Sie beziehen sich auf die *„Notes sur le choléra épidémique"* von Sir James Wylie, Baronet, Geheimer Staatsrat und Arzt S. M. des Kaisers aller Russen, Generalinspektor der Militär-Medizin.

Im Jahre 1831 wurden die Dokumente vom Generalinspektor auf Befehl seiner kaiserlichen Majestät dem Arzt des preußischen Königs, Herrn von Wiebel[47] zugesandt, um der preußischen Obrigkeit den Gebrauch der Ergebnisse gegen die verheerend in Erscheinung tretende Seuche in den preußischen Staaten zu ermöglichen, die zuvor in ausgedehnten Gebieten Rußlands bei verschiedensten Behandlungen in Erfahrung gebracht werden konnten.

Herr von Wiebel ließ den Bericht in deutscher Sprache drucken und der Obrigkeit am 9. September 1831 zukommen.

Durch die wohlwollende Vermittlung des westfälischen Oberpräsidenten, des Freiherren von Vincke[48], gelangte ein Exemplar zum Verfasser dieser Artikels.

Herr von Wiebel stellt ausdrücklich fest, daß er die von Herrn von Wylie gebrauchten Worte buchstabengetreu übersetzt und in gleichlautender Weise extrahiert habe und als einzige vorgenommene Änderung, zur Vermeidung von Wiederholungen, die Zahlen der an Cholera Erkrankten und in den Hospitälern von St.Petersburg behandelten Patienten, enthalten in drei aufeinanderfolgenden, vom 20. Juni bis zum 15. Juli erschienenen Berichten zusammengefaßt habe.

Die Abhandlung gliedert sich in vier Teile:
1. Der Verlauf der Krankheit;
2. Verschiedene Versuche der Behandlung und ihre Ergebnisse;

3. Allgemeine Beobachtungen zur Behandlung der Cholera und einige besondere Arzneimittel;
4. Anmerkungen zur Natur der Krankheit.

Nur der zweite Punkt der Abhandlung ist für uns von Interesse, und wir begnügen uns damit, diesen buchstabengetreu wiederzugeben und in Klammern etwaig notwendige Ergänzungen anzufügen.

Behandlungsversuche und ihre Ergebnisse

In den Hospitälern von St. Petersburg versuchte man nachfolgende verschiedene *Arzneimittel*. Um die Wirkung ihrer Anwendung besser vergleichen zu können, wählte man, sofern irgend möglich, bei möglichst identischen Krankheitsbildern jeweils unterschiedliche Medikamente. Im Verlauf der Krankheit wechselte man die Arzneimittel nach Maßgabe des Wechsels der Symptome.

1. Äußerliche Anwendungen

Warme Bäder; anregende Einreibungen mit R. Spiritus camphorati; Tincturae Capsili annai ââ unicas tres, Liquoris ammonii caust. unicam D.; des weiteren wurden die Extremitäten mittels warmer Sandsäcke erwärmt; Sumpfpflaster an den Waden. − (Diese äußerlich angewendeten, von mir genannten Arzneimittel waren wohl nur in recht unklarer Weise wirklich indiziert; die Zahl der in solcher Weise behandelten Cholerapatienten ist ebensowenig überliefert wie die erzielten Ergebnisse. B.)

2. Innere Anwendungen

	Kranke	Geheilte	Hoffnung auf Heilung	Verstorbene	Aufgegebene
1. *Calomel* mit *Opium* in Pulverform: R. Calomellis Granas duas, Opii puri granum dimidium, Sachari albi scrupulum M.d.S. Alle drei Stunden ist je ein Pulver einzunehmen. − Zum Trinken Tee aus Herba Menthae und Mellissae.	713	326	163	157	67
Modifikation in der Anwendung von *süßem Quecksilber:* a. R. Calomellis gr. tria, Pulveris Radicis Rhei gr. sex, Sachari albi gr. decem cum Oleo Menthae. S. Ein Pulver ist alle drei Stunden einzunehmen.	27	9	11	3	4
b. Calomellis gr. sex, Opii pulverisati gr. dimidum, Sachari albi gr. decem. S. Alle drei Stunden ein Pulver.	9	„	7	2	„

	Kranke	Geheilte	Hoffnung auf Heilung	Verstorbene	Aufgegebene
(Hier also die von Cormick, Conwell, Johson, Copland und anderen so sehr gerühmten Rezepte. B.)					
2. *Opium a. Tinctura Thebaica,* 10 Tropfen von beidem in zwei Stunden; Tee aus Herba Melissae und Manthae.	20	1	7	4	8
b. *Opium* in Substanz 1/4 Gran von beidem alle zwei Stunden mit Aqua Menthae.	18	4	6	4	4
(Der Gebrauch von Opium wurde übermäßig gerühmt von Levestan, Lichtenstadt, Recamier, Ranken, Schäfer, Vos und vielen anderen. B.)					
3. *Bismut.* R. Bismuthi nitrici praecipitati gr. tria, Sachari gr.octo. S. Ein Pulver ist alle zwei Stunden einzunehmen.	211	87	56	39	29
(Die Autoren, welche die Anwendung von Bismut beschrieben, waren Biott und Leo. Die älteren Ärzte werden sich noch der Einsprüche erinnern, die in der Folgezeit erhoben wurden. B.) *Modifikation.* 3 Gran Bismuthi nitr. praecipitati, alle drei Stunden (sofern die Zunge belegt ist zusätzlich mit 10 Gran Rhabarber); zwischen den Bismutgaben stündlich einen Löffel mit Olivenöl.	153	61	37	49	6
4. *Nux vomica.* R. Pulveris Nucis Vomicae grani quadrantem, Sachari albi semi scrupulum. S. Ein Pulver ist alle drei Stunden mit Melissentee einzunehmen.	47	18	6	16	7
(Bekannt ist, daß Jenkins, Recamier und Harles große Lobreden auf dieses Arzneimittel in der Anwendung gegen die Cholera gehalten haben; in ähnlicher Weise verhält es sich mit einigen heutigen Homöopathen. B.) 5. *Tinctura Veratri albi.* Man gibt dreimal täglich Pulver mit 3 Tropfen Veratri albi auf 10 Gran Zucker, – oder auch auf Milchzucker alle drei Stunden.	7	4	2	1	„

(Hier machte Herr von Wiebel folgende Beobachtung: Aus welchem Grund setzte man die Versuche mit einem derartig erfolgreichen Medikament nicht weiter fort? V.W. -
Die Antwort auf diese selbstverständliche Frage ist nachfolgende, vom Übermittler *mit Bleistift* in das zu mir gelangte Exem-

	Kranke	Geheilte	Hoffnung auf Heilung	Verstorbene	Aufgegebene

plar eingetragene: *daß es sich um das einzige homöopatische Arneimittel handelt, das fast immer auf diese Krankheit paßt;* obschon es bisher keine der Autoritäten als Fürsprecher aufweist, mit Ausnahme Hahnemanns. B.)

6. *Emetikum?* 1 Gran Tartarus emeticus auf eine Unze Olivenöl, einen Eßlöffel alle halbe Stunde. Gleichzeitig mit Pfefferminztee.

Modifikation. R.Tartari emetici gr. sex, Camphorae, Tincturae Opii crocatae ââ scrupulum, Olei Olivarum unicas sex. Alle halbe Stunde einen Eßlöffel voll.

(Es ist unverständlich, warum Kopp, Levisseur und andere ein Emetikum verschreiben konnten; auch die große Mortalität ist nicht überraschend. B.)

7. *Kampher* mit *Opium*, von jedem eine halbe Drachme auf einen Löffel Olivenöl.

(Hier eine zuerst von Levisseur anempfohlene Medikation, die jedem Homöopathen absurd erscheinen muß, da er weiß, daß das eine der beiden Arzneimitteln das stärkste Antidot des anderen darstellt. B.)

8. Das *russische Bad* und zur Einnahme Herba Melissae, Tinctura Opii gtt. x, Aetheris sulphurici gtt. xx p. D.

(Diese zuerst von Sinopowitz eingeführte und später von Lichtenstadt fortgesetzte Methode war nicht erfolgreicher als viele andere und sollte recht bald vollständig aufgegeben werden. B.)

9. *Phosphor.* R.Aetheris sulphurici drachma, Phosphori granum, Olei Menthae guttas quinque. S. Von beidem alle zwei Stunden 10–20 Tropfen.

(Wir wissen mittlerweile, daß der Phosphor und mehr noch das Acidum phosphoricum, von J. Adams und Stromeyer so übermäßig gerühmt, lediglich bei der Cholerine wirksam sind, und somit dürfen wir über die Mißerfolge bei den Versuchen mit diesen Stoffen nicht verwundert sein. B.)

10. *Flores Qinci.* 3 Gran alle drei Stunden mit Zucker.

(Verschrieben von Krajewski, ohne daß man von einem triftigen Grund hierfür wüßte. B.)

Kranke	Geheilte	Hoffnung auf Heilung	Verstorbene	Aufgegebene
56	19	9	13	5
13	3	3	4	3
30	10	9	7	4
24	9	2	6	7
31	9	8	9	5
27	1	15	2	9

	Kranke	Geheilte	Hoffnung auf Heilung	Verstorbene	Aufgegebene
11. *Chinium sulphuricum.* 3 Gran mit Zucker alle drei Stunden. (Außer Andral, Sachs, Pearle und anderen englischen und deutschen Ärzten, welche die Cholera als ein Febris intermittens larvata perniciosissima betrachteten, wurde dieses fiebervertreibende Mittel auch von anderen angewendet, aber schon bald aufgegeben. B.)	5	„	3	1	1
12. Aspiration von *Kohlensäurehaltigem Gas.*	3	„	2	1	„
13. *Galvanismus*, mittels einer galvanischen Säule, bestehend aus 50 Rundscheiben aus Zink und 50 Rundscheiben aus Kupfer.	5	„	3	1	1
14. *Elektrizität*	3	„	3	„	„

Außerdem wurden Versuche mit der Anwendung von Kochsalz gemacht, ohne damit jedoch positive Ergebnisse zu erzielen.

Die Gesamtzahl der behandelten Kranken beträgt nach dieser Tabelle: 1.392
Davon wurden geheilt 561
Davon sind konvaleszent 352
Davon starben 319
Aufgegeben wurden 160

Wenn man annimmt, daß die in der letzten Gruppe aufgezählten Patienten alle verstorben sind und daß von denen, welche Aussicht auf Heilung besaßen, ein Drittel gestorben ist, während die zwei anderen Drittel tatsächlich genesen sind, so läßt sich das *Verhältnis der Mortalität in den Militärkrankenhäusern von St. Petersburg, vom 2. bis zum 27. Juli (neuer Zeitrechnung) wie folgt ausdrücken. Auf 100 von der Epidemie er*faßte Personen kommen 57,2 wieder genesene und 42,8 der Krankheit erlegene.

Man wird hier mit Recht bedauern, daß — wie schon von Herrn von Wylie im Absatz über die Anwendung von Tincutra veratri albi(5) angemerkt — von dieser brillante Ergebnisse hervorbringenden Methode lediglich bei 7 Kranken Gebrauch gemacht wurde. Aus einer ebenso kleinen Anzahl lassen sich keine zuverlässigen Folgerungen ziehen (1).

In gleicher Weise vehält es sich mit der Elektrizität(14); es braucht eine größere Anzahl von Versuchen, um sich eine Meinung über den Erfolg ihrer Anwendung bilden zu können. Nach dem hier Genannten hätte die Anwendung von *süßem Quecksilber* (2 ij)mit Opium (1/4 gr.), zusammen mit erwärmten und aromatisierten Getränken sowie anregenden Einreibungen, *den größten Erfolg* erzielt(obgleich man nicht sonderlich viel darüber weiß, welches der gleichzeitig angewendeten Mittel nun am stärksten zu diesem Erfolg beigetragen hat. B.). Es folgen die *stärksten Dosen von Calomel* (iij gr.) mit Rheum (vj gr.), *Bismut,* und *die noch verstärkten Dosen von Calomel* (vj gr.) mit Opium (1/2 gr.), das *Emetikum,* der Kampfer mit Opium, womit dann in der Folge nicht mehr als 23 Personen auf 100 von der Seuche erfaßte Kranke nurmehr mit reinem Opium behandelt und geheilt wurden.

Das hier vorgelegte, mit eigenen eingeschobenen Beobachtungen versehene Dokument stammt aus der Epoche der ersten Invasion der asiatischen Cholera und bedarf keines *Postskriptums*. Die im Verlaufe der Krankheit auftretenden verschiedenen Erscheinungsformen sind wie die seit dem ersten erneuten Auftreten des Leidens zusätzlich indizierten Arzneimittel bereits zu bekannt, als daß es noch Worte darüber zu verlieren gäbe. Es gilt allerdings einen, vom ersten Auftreten der Krankheit bis heute unveränderten Sachverhalt festzuhalten, der in der fortdauernden Distanz zwischen den Homöopathen und den Allopathen besteht; wobei die einen alles nur Erdenkliche ausprobieren und sogar die absurdesten riskanten Mischungen auf Kosten ihrer Kranken jenen Mitteln vorziehen, mit denen die anderen ihre Kranken vor aller Augen kundig zu retten verstehen.

Erfahrungsberichte gegen die Hochpotenzen[49]

Die zahlreichen Gegner der Hochpotenzen behaupten in ihren Schriften nicht selten, daß sie niedrigere Potenzen und auch Urtinkturen in solchen Fällen mit Erfolg angewandt hätten, in denen der Gebrauch von Hochpotenzen desselben Arzneimittels zuvor versagt hatte.

Man darf vergleichbare Behauptungen von Wissenschaftlern nicht aus den Augen verlieren, wenngleich sich diese als Ausnahme und formaler Widerspruch gegenüber den Bekräftigungen anderer Praktiker herausstellen, welche in gleichem Maße das Recht besitzen, sich zu äußern. Unser sehr gewichtiges Motiv für eine überaus kritische Betrachtung der für die zitierten Vorwände grundlegenden Aussagen besteht jedoch in der Notwendigkeit, Sicherheit darüber zu erlangen, bis zu welchem Punkte die Aussagen überhaupt als auf reiner und echter Erfahrung bestehend angesehen werden können.

Leider fehlt den meisten Aussagen jener Art ein solches, für unsere Erfahrungswissenschaft erforderliches Fundament vollständig. Wir machen also von unserem guten Recht Gebrauch, wenn wir nun eine sorgfältige zusammenfassende Untersuchung und freimütige Erörterung der oben angesprochenen Veröffentlichungen unserer Gegner vornehmen.

Folglich stellen zwei in der „Populären Homöopathischen Zeitung" von Doktor Bolle[50] (Jahrgang 1859, Nummer 8, Seite 144 ff.) beschriebene Fälle, in denen die höheren und höchsten Potenzen ohne Wirkung blieben und der Gebrauch tiefer Potenzen die Heilung herbeiführte, eine äußerst günstige Gelegenheit hierfür dar.

Unverständlich bleibt allerdings dennoch, warum diese anspruchsvolle Kontroverse ihren Platz in einer „populären" Zeitschrift finden muß und welcher Sinn daraus für die Nicht-Ärzte und die Verbreitung der Homöopathie erwachsen soll, daß derartige noch ungelöste Fragen vor der Allgemeinheit ausgetragen werden. Doch wie wir bereits feststellen durften, verfügen wir über die Gelegenheit, uns offen zu diesem

Sachverhalt zu äußern. Vielleicht vermag schließlich diese Diskussion nebenbei auch dem einen oder anderen jungen Homöopathen einen Eindruck von der Behutsamkeit vermitteln, die für die Auffindung der jeweils passendsten Arzneimittel notwendig ist.

Wir besprechen nun hier textgetreu die Fälle und bezeichnen, um den fortlaufenden Text nicht unterbrechen zu müssen, die Textstellen, auf welche sich die nachfolgenden notwendigen Anmerkungen beziehen, mit Ziffern.

I *Ein Wechselfieber.*[51] „Vor etwa 5 Jahren erkrankte die Frau Lehrer Bredemann zu Nordborchen bei Paderborn an diesem Übel und suchte Hülfe bei mir.
Die Patientin, eine schwächliche, blasse Vierzigerin von sanfter Gemüthsart, bekam das Fieber ohne Vorboten plötzlich(1), – Anfangs einen Tag um den andern, später täglich zur bestimmten Stunde(2). Sie bekam Schüttelfrost mit Durst (3)und zu Anfang des Frostes Uebelkeit nach dem Trinken(4), gegen das Ende des Frostes aber bekam sie eine Art Heißhunger(5), so daß sie – obwohl mit allen Gliedern noch zitternd(6) – irgend etwas essen mußte, – namentlich Gemüse(7). Sie zitterte oft so heftig, daß sie die Gabel oder den Löffel kaum zum Munde führen konnte(8). Dann folgte Kopfhitze(9) mit blassem Gesichte(10) und Kopfschmerzen(11), auch wohl etwas Phantasieren(12) und Augenverdrehen(13), während der übrige Körper zuweilen kalt blieb(14). Nach der Hitze folgte Schweiß, der – ihrer Angabe nach – kalt gewesen sein soll(15). Alle übrigen Funktionen waren in guter Ordnung, bis auf eine altgewohnte Neigung zur Stuhlverstopfung(16), und etwas weißlich belegte Zunge(17).

Wir müssen hier notwendigerweise auf eine große Lücke in der Beschreibung dieses Krankheitsbildes verweisen, denn der Zustand während der Apyrexie wird nicht mit einem Worte erwähnt. Dieses ist um so bedauernswerter, da die Wechselfieber bei Krankheiten auftreten, deren Behandlung uns vor große Schwierigkeiten stellt: Zu oft verhindern die überaus deutlich auftretenden Symptome des Fiebers die Wahrnehmung anderer weniger deutlich hervortretender Symptome, die aber letztlich für die Wahl des Medikamentes eine außerordentliche Bedeutung aufweisen, und dieses in besonderem Maße dann, wenn man bedenkt, daß der wahre Charakter der Krankheit sich häufig nur in den Intervallen erkennen läßt, in denen der Patient fieberfrei ist."

Nach diesen Annotationen nehmen wir nun weiter den Beobachtungsbericht des Doktor Bolle auf:

„-Wer nur etwas von der Arznei-Mittel-Lehre versteht, kann sich leicht denken, daß *Cina* (18)das Mittel war, das ich der Patientin gegeben habe(19). Ich war damals schon von den höchsten Potenzen herabgestiegen, und gab von den Pflanzenstoffen meistens die 3., 6., höchstens die 12. Potenz. Allein die alle 3 Stunden(20) gereichte *Cina* wollte nicht helfen, obgleich ich bis zur 3. Potenz herabstieg, und nach 8 Tagen war nicht die geringste Aenderung erzielt(21). Die Erfolglosigkeit der Behandlung brachte mich nun auf den Gedanken, daß *Cina* am Ende doch nicht den physiologisch wichtigsten Symptomen entspräche(22), und ich wählte nun nach anderen Symtomen(die mir früher weniger wichtig schienen(23)) *Ignatia*, − *Belladonna*, − *Nux Vomica*, und nach abermals 12 Tagen war wieder noch *nichts* geändert(24). Jetzt studierte ich den Fall noch ein Mal recht genau, vervollständigte das Krankheitsbild bis in das Speziellste,(25) und fand nun als das spezifisch(26) beste Mittel abermals die *Cina*! (27) − Ich wollte mich drehen und wenden wie ich wollte, − die *Cina* war und blieb das einzig richtige Mittel. Ihre bisherige Erfolglosigkeit konnte also nur in der unpassenden Potenz liegen(28). Ich mußte also noch tiefer herab(29). Nun aber hatte ich damals unglücklicher Weise noch keine tiefere Potenz von *Cina* als die 3. Was war zu thun((?))[52]. Von der nächsten homöopathischen Apotheke hätte ich das Mittel erst in 3-4 Tagen bekommen, und eben so lange Zeit würde ich zur Anfertigung der Tinktur bedurft haben. So lange wollte ich aber die arme Patientin nicht leiden lassen(30). Ich entschloß mich kurz, − lasse von der Apotheke eine Quentchen *Cina*-Samen holen, reibe 10 Gran davon mit 90 Gran Milchzucker 1 Stunde lang tüchtig durch, und verordne der Patientin von dieser ersten (Dezimal-)Potenz alle 3 Stunden eine kleine Messerspitze voll. − Der Bote kommt gerade noch zeitig genug an, so daß ((die)) Patientin vor der gewöhnlichen Fieberstunde noch ein Pülverchen einnehmen kann. Und was passiert? Das Fieber blieb − fort, und kam nicht wieder, und ((die)) Patientin befand sich von Stunde an sehr wohl(31)."

(1) Das Fehlen von Vorboten zeigt in keinster Weise *Cina* an, da dieses Arzneimittel, wie viele andere, reich an Symptomen ist, die sich bereits vor dem Schüttelfrost zeigen, wie zum Beispiel die Disposition, sich zu Übergeben, und das Erbrechen, Heißhunger, Durst, verschie-

dene gastrische Beschwerden, Beschwerden im Rücken, etc. *Veratrum album*(*).

(2) Kehrt das Fieber täglich wieder, als febris tertiana oder quartana, so ergeben sich hieraus keine nennenswerten Unterschiede für die Arzneimittelwahl. Der für *Cina* gewöhnlichste Fiebertyp ist der des retardierenden Fiebers, während das Fieber von *Veratrum album* am wechselhaftesten, wenngleich auch weniger beständig, wiederkehrt, wie bei *Antimonium crudum*, *Ignatia* und vor allem *Sabadilla*, welches des übrigen in diesem Fall überhaupt nicht angezeigt zu sein scheint.

(3) Der Durst und der Schüttelfrost sind charakteristisch für eine große Anzahl von Arzneimitteln; so passen unter anderem auch *Cina* und *Veratrum album*. Sofern aber die Kälte nur äußerlich besteht, ist *Veratrum album* das einzige passende Arzneimittel.

(4) Die Übelkeit mit Kälte wurde noch nicht beobachtet, womit bis jetzt weiter an *Cina* gedacht werden muß, genauso aber, und in viel höherem Grade an *Veratrum album*; wäre die Übelkeit allerdings auch durch Trinken verursacht, wie es hier der Fall ist, so begründete dieses Symptom beinahe ausschließlich die Wahl von *Veratrum album*, für das diese Charakteristik besteht (im Gegensatz zu *Cuprum*), wenngleich andere hier nicht erwähnte Arzneimittel gleiche Symptome aufweisen, ausgenommen *Cina*.

(5) Der Heißhunger indiziert *Cina* genauso wie *Veratrum album*, es handelt sich um ein Symptom, das man beim einen wie beim anderen Arzneimittel als charakteristisch bezeichnen kann. Bisher konnte dieses Symptom für keines der beiden Arzneimittel während des Schüttelfrostes beobachtet werden, wohl aber *anschließend*. Hier besteht weder eine Kontraindikation, noch eine Priorität für die Auswahl des einen oder anderen Arzneimittels. Dem Heißhunger von *Cina* liegen für gewöhnlich Wurmerkrankungen zugrunde, dieses stellt hierfür das einzige charakte-

---

(*) Es erscheint angebracht, ja vielleicht notwendig, parallel ein weiteres Medikament zu betrachten und dieses demjenigen, das der Verfasser wählte, gegenüberzustellen. Fürs erste kam uns an dieser Stelle *Veratrum album* in den Sinn; bei der Rekapitulation der Symptome sind wir trotzdem natürlich weit davon entfernt, dieses Medikament als das beste zu bezeichnen, die Definition der Krankheit weist schon eine derart große Anzahl von Lücken auf, so sind etwa die Krankheitssymptome während der Apyrexie nicht erwähnt, womit sich eine sichere Auswahl des Arzneimittels unter homöopathischen Gesichtspunkten eigentlich unmöglich realisieren ließe.

ristische Zeichen dar, während bei *Veratrum album* der Hunger meistens durch eine Empfindung von Leere im Magen verursacht wird, welches wiederum bei *Cina* fehlt.

(6) Die von Zittern und Schütteln begleiteten Schüttelfröste sind für *Cina* nicht beschrieben, wie etwa für *Veratrum album* als *usus in morbis.*; und die Versuche an gesunden Personen sagen in diesem Zusammenhang nichts über diese beiden Medikamente aus. Dagegen findet sich ein Zittern der Arme und Beine sehr wohl bei *Veratrum album*, an keiner Stelle bei *Cina*, woraus in der Folge der Symptome für das erstgenannte eine beträchtliche Bevorzugung in der Auswahl erwächst.

(8) Über das Zittern haben wir bereits hinreichend gesprochen (siehe dazu unter Punkt (6)).

(9) Die Kongestion des Kopfes (und des Gesichtes) mit Schüttelfrost und äußerlicher Kälte am ganzen Körper findet sich allein bei *Veratrum album*, niemals aber bei *Cina*, während der von letzterem Arzneimittel beschriebenen *Schüttelfröste* beobachtet man lediglich manchmal warme Hände; ein wiederum für *Veratrum album* äußerst seltenes Symptom.

(10) und (11) Für die Blässe des Gesichtes, ebenso wie für die durchaus nicht sonderlich charakteristischen Kopfleiden passen mit *Cina* und *Veratrum album* viele andere Arzneimittel; sie besitzen somit hier keine Signifikanz.

(12) Die Art und Weise dieses Phantasierens paßt weitaus besser zu *Veratrum album* als zu *Cina*, das derartiges bis zum heutigen Tage nur im Zusammenhang mit allgemeiner Hitze aufwies.

(13) Für das Augenverdrehen paßt *Cina* nicht im geringsten, weshalb wir einzig und allein *Veratrum album* indiziert finden können.

(14) Ebenso erscheint die Art und Weise der nur äußerlichen Kälte am ganzen Körper, einhergehend mit Hitze im Gesicht, als ein in hohem Grade *Veratrum album* angehöriges Symptom; es paßt überhaupt nicht zu *Cina*.

(15) Der kalte Schweiß ist beiden Arzneimitteln gemeinsam, tritt er aber besonders im Gesicht und vor allem an der Stirn auf, so stellt dieses ein gut zu *Cina* passendes Symptom dar, welches aber ebenso charakteristisch für *Veratrum album* ist.

(16) Auch hinsichtlich der Stuhlverstopfung steht *Veratrum album* hier über *Cina*, das in solchem Zusammenhange nur selten und allein bei harten Stühlen das passende Arzneimittel darstellt, niemals aber, wie man weiß, bei Inaktivität des Rektums angezeigt ist. *Veratrum album* kann in diesem Punkte vielleicht von großem Nutzen sein, wenn die Begleitsymptome in beiden erwähnten Fällen übereinstimmen, selbst dann, wenn das Leiden in eine chronische Form übergegangen ist.

(17) Die weißlich belegte Zunge findet sich ebenfalls für beide Arzneimittel indiziert, aber es reicht nicht, bei dieser Indikation zu verbleiben, sie ist unzureichend; man muß zusätzlich in Erfahrung bringen, ob die Zunge beispielsweise gleichzeitig mit Schleim belegt ist, dieses indizierte dann *Cina*, oder ob sie trocken ist, was gewöhnlich für *Veratrum album* spräche.

(18) Im Text wird fortlaufend *China* genannt, während es in einem Supplement dazu heißt, daß es sich um einen Druckfehler handele und *Cina* heißen müsse. Aus diesem Grunde sprachen wir im Vorangegangenen stets von *Cina* und nicht von *China*.

(19) Beobachtet man nun, daß entsprechend den vorhergehenden Punkten unter den 17 teilweise weniger wichtigen Syptomen nur 4 (das heißt die unter den Punkten (5),(10), (11) und (17) genannten, wobei (10) und (11) kaum der Erwähnung wert sind) zu beiden Arzneimitteln, *Cina* und *Veratrum album*, in gleichem Grade passen, während 8 Symptome aus dieser Reihe (das heißt die unter den Punkten (1), (2), (6), (7), (8), (12), (15) und (16) genannten) viel eher zu *Veratrum album* als zu *Cina* passen und schließlich die 5 weiteren Symptome ((3), (4), (9), (13) und (14)) einzig und allein mit *Veratrum album* in Einklang stehen: so muß die getroffene Wahl des Arzeimittels jedem erfahrenen Homöopathen als eine willkürlich getroffene erscheinen. Wir sehen uns im Stande, offen und nachdrücklich gegen alle aus dieser Auswahl gezogenen Schlußfolgerungen zu protestieren.

(20) Unfreiwillig erinnert sich der Homöopath der häufigen wiederholten Arzneimittelgaben, welche die Allopathie kennzeichnen: „Alle zwei Stunden zwei Löffel voll". Der Patient soll natürlicherweise unter dem Einfluß der Erstwirkung stehen, bis sich der Organismus an die den Medikamenten eigene Irritation gewöhnt hat und diese keine Wirkung mehr zu erzielen vermögen.

(21) Wenn es in der Folge etwas in evidenter Art und Weise zu beweisen gilt, dann ist es im Hinblick auf die bestehende Krankheit, die schlechte Entscheidung für *Cina*, denn es war genau dieser Umstand, der dazu führte, daß das Medikament in dem von der Krankheit ergriffenen Organismus scheinbar eine sogenannte antipathische Wirkung hatte und trotz der kontinuierlichen Fortsetzung derartiger Angriffe durch das Arzneimittel „nicht die geringste Aenderung erzielte". Für einen gesunden Menschen dürfte die Gabe des Arzneimittels in derartigen Dosen, alle drei Stunden, kontinuierlich über die Dauer von 8 Tagen, sicherlich nicht ohne die geringste Änderung bleiben; da aber das Arzneimittel hier nicht einmal mit der Hälfte der Symptome übereinstimmte, mußte es im Ergebnis schwere Leiden hervorrufen.

(22) Der echte und erfahrene Homöopath wählt seine Medikamente nicht nach den physiologischen Symptomen aus, sondern definitiv nach den wichtigsten homöopathischen Zeichen und legt einen besonderen Wert auf solche Symptome, die der Begründer der Homöopathie (*Organon*, § 153) mit den Attributen: *auffallend, sonderlich, ungewöhnlich* und *eigentlich* bezeichnete. Die heute vorherrschende sogenannte physiologische Schule, der wir ihrer großen Verdienste halber unsere ganze Anerkennung zusprechen müssen, hat sich dennoch in bezug auf das entscheidende Ziel der medizinischen Wissenschaft, daß heißt die Heilung der Kranken durch die Heilkunst, in keinster Weise mit zu vielen Lorbeeren bedeckt, und sollte sie sich in Zukunft nicht mit größerer Sorgfalt als bisher geschehen, der genauesten Kenntnis der Kräfte und Eigenschaften der medizinisch angewendeten Stoffe (worüber die Lehrsätze der neuen Heilkunde Beweis erbringen) zuwenden, so erwartet sie unvermeidlich das Schicksal, das bisher alle anderen theoretischen Systeme in der Medizin ereilte.

(23) Wir bedauern es ausdrücklich, daß die anderen hier nur beiläufig und oberflächlich genannten Symptome, die vormals nur geringe Bedeutung aufwiesen, nicht gewissenhafter genannt sind; wir tun dies um so mehr, da unter den Symptomen sicherlich einige in die Gruppe der in hohem Maße „*sonderlichen* und *eigentlichen*" einzuordnen sind und uns zu drei Arzneimitteln nacheinander führen, wobei diese untereinander bezüglich ihres individuellen Charakters (physiologischer Art) und ihrer charakteristischen Zeichen (homöopathischer Art) verschieden sind. Aus der Sicht eines erfahrenen und geschulten Homöopathen wie etwa

Herr Dr. B..., darf man einen blinden Versuch mit allen Arten von Arzneimitteln nicht unterstützen; dennoch

(24) Sind die Konsequenzen hier dieselben, ob sich der Arzt für diesen Tatbestand schuldig bekennt oder nicht.

(25) Die zweite, „speziellste" nähere Bestimmung des originalen Krankheitsbildes wurde vom Verfasser nicht erwähnt, und dieses ruft wiederum unser großes Bedauern hervor, denn wir müssen ihm somit eine gänzliche Unfähigkeit zur Beurteilung der von ihm getroffenen Arzneimittelwahl zuschreiben. Es erscheint dennoch sicher, daß die erneut untersuchten Symptome nicht ganz und gar im Gegensatz zu den bisher erklärten stehen, weil sie in diesem Fall bereits in sicherer Weise genannt wurden und

(26) Weil man nicht erneut *Cina* zu wählen hatte.

(27) Man muß trotzdem die eiserne Konsequenz bewundern, mit welcher der Verfasser zum zweiten Male in diesem Medikament „das einzig richtige Mittel" sieht. Nach dem hier Beschriebenen, wie oben bereits erwähnt, blieb der Gebrauch des Arzneimittels nicht nur im Anschluß an die Anwendung über 8 Tage in verhältnismäßig sehr hohen Dosen erfolglos, dieses darf entsprechend unserer Beurteilung nicht überraschen, nein, der Gebrauch des Arzneimittels blieb derartig ohne jeglichen Gewinn, daß während dieser Zeit „überhaupt keine Veränderung erzielt werden konnte". Jeder (nach § 141 des *Organons*) hat selbst wiederholt die Erfahrung machen können, daß sich ähnliche Dosen, oft und schnell hintereinander genommen, auch dann akkumulieren, wenn eine gewisse Empfindlichkeit bezüglich des genommenen Arzneimittels besteht, und beim Prüfer gewöhnlicherweise so viele Leiden hervorrufen, daß dieser kaum die Meinung des Verfassers zu teilen vermag, nach der die verordneten Dosen vorgeblich zu schwach gewesen seien. Er kann es um so weniger, wenn (entsprechend § 279 des *Organons*) er in vielen Fällen den Erfolg kleiner Dosen von homöopathischen Arzneimitteln beobachtet hat und er des weiteren (nach § 276, *ibid.*) in der Praxis Bestätigung für die Nachteile der Anwendung kräftigerer Dosen erlebte und er schließlich (nach der 5. Auflage, § 281 und 282, *ibid.*) von der außerordentlichen Empfindsamkeit eines jeden Organismus, selbst des robustesten, im kranken Zustand, bezüglich der Kräfte von gut gewählten homöopathischen Medikamenten erfahren hat. Bekannt ist lediglich, daß im direkten

Vergleich von antipathischen und homöopathischen Medikamenten mancher Patient eine verhältnismäßig viel stärkere Dosis vertragen kann als der gesunde Mensch.

(28) Entsprechend dem zuvor Gesagten, vermag diese so unwillkürlich ohne jegliche weitere Begründung ergangene Vorhaltung in keinster Weise den Wert einer logischen Schlußfolgerung für sich zu beanspruchen.

(29) Man sieht jedoch deutlicher die für den Verfasser bestehende Notwendigkeit, noch tiefer herabzusteigen, und sich somit in immer deutlicher ausgesprochener Art und Weise in Oppositon zum Begründer der Homöopathie zu stellen, denn dieser schrieb am Schluß der Einleitung zu *Cina (Reine Arzneimittellehre)* ausdrücklich: „*Ehedem bediente ich mich einer trillionfachen potenzirten Verdünnung der Tinktur, finde aber daß letztere gleichfalls bis zur decillionfachen Kraft-Entwickelung erhöht, ihre Arznei-Kräfte desto vollständiger zeigt. Ein, zwei, drei feinste Streukügelchen mit dieser befeuchtet dienen zur Gabe.*"

(30) Es wäre sicherlich Ausdruck eines humaneren Handelns gewesen, wenn man die schnellstmögliche Hilfe ermöglich hätte; da aber dennoch, wie wir weiter oben sehen mußten, ein Zeitraum von acht Tagen ohne Erfolg mit Gaben von *Cina* in dreistündigen Intervallen und ein weiterer Zeitraum von zwölf Tagen, in denen *Ignatia, Belladonna* und *Nux vomica* versucht wurden, verstreichen konnte, stehen schließlich zwanzig Tage ohne den geringsten Erfolg zu Buche. Man muß allerdings die Zuversicht bewundern, mit der man auf die wirkungsvolle Hilfe eines Arzneimittels zu warten verstand, welches bereits während 8 Tagen konsekutiv angewendet wurde.

(31) Mit noch größerem Erstaunen nun lesen wir am Ende dieses Berichtes, daß sich der Patient, nach einer, entgegen der Regel, *direkt vor* dem Einsetzen der nächsten Fieberattacke eingenommenen Gabe des Präparates von *Cina*, in der Dezimalskala, eine Messerspitze voll, plötzlich von der drei Wochen lang so hartnäckigen Krankheit geheilt fühlte, und dieses auch noch derart vollständig, daß nicht nur das Fieber ausblieb, sondern der Patient von diesem Augenblick an Wohlbefinden beschrieb. Niemand bezweifelt die Wahrheit dieser Aussage. Der Verfasser aber verlangt von demjenigen, der etwas von der Wissenschaft der Medizin versteht und Homöopath ist, durchaus nicht den Glauben daran, daß

diese einzelne Gabe von 1/10 Gran *Cina* nach einer derartigen Vorgeschichte unter diesen Umständen Ursache eines solchen Wunders gewesen sein soll: Dieses wäre eine unerhört seltene Angelegenheit in der Geschichte der Homöopathie.

Wir haben weiter oben mit der Besprechung jener primitiven Schilderung einer Krankheit aufzuzeigen versucht, daß entsprechend der weitestgehend unvollständigen und nicht ausreichenden Symptome *Veratrum album* für die Homöopathie weitaus deutlicher indiziert scheint als *Cina* und daß bei dieser Vorgehensweise die Wahl des letztgenannten Arzneimittels von Beginn an nur als ein großer Fehler bezeichnet werden kann. Hiermit stellen wir *Veratrum album* in keinster Weise als das am besten geeignetste Arzneimittel dar, und es gibt tatsächlich noch weitere Symptome, die unter der Behandlung mit *Cina* auftraten und mit großer Bestimmtheit auch ein anderes Medikament indiziert haben könnten. Etwas Vergleichbares wird zumindest vorgeschlagen, indem der Verfasser selbst (siehe (23)) von weiteren Symptomen spricht, die ihm „früher weniger wichtig schienen" und deren Untersuchung ihn in der Folge dazu führt, drei weitere Arzneimittel nacheinander auszuprobieren.

Wir dürfen die Unterschlagung dieser Symptome als gleichermaßen blamabel wie bedauerlich bezeichnen, wenn wir uns vor Augen halten, daß die Frage nach der mehr oder weniger wichtigen Verwandtschaft der Symptome untereinander eines der schwierigsten Kapitel in der homöopathischen Praxis darstellt, zumal für die Hauptsache, die Definition von Krankheit(*).

(*) Für den verständigen Homöopathen ist es unnötig und überflüssig zu erwähnen, für den Anfänger jedoch in Erinnerung zu rufen, daß dann, wenn die Schilderung einer Krankheit glücklicherweise alle Charakteristika eines Falles repräsentiert, auch alle erfahrenen Homöopathen vollständig in der Wahl des benötigten Medikamentes übereinstimmen. Doch sollte man hierüber nicht viele Worte verlieren müssen. Ein einziges durchgehend gut erfaßtes Symptom kann deutlicher zur Auswahl eines Arzneimittels führen als hundert andere Klagen, die man recht häufig von vielen Kranken zu hören bekommt. Darin aber besteht die große Kunst, und man erwirbt die Fähigkeit zur Erkenntnis hierfür nur durch lange praktische Erfahrung, verbunden mit der möglichst genauen Kenntnis eines jeden Arzneimittels, dessen kurzgefaßtes aber vollständiges Bild für die Erfassung einer Krankheit ausreichend sein kann. Fleißige Quellenstudien, nicht bloß das Lesen der Repertorien und der verkürzten Zusammenfassungen, vor allem ein sorgfältig geführtes Krankenjournal, wie es Hahnemann von allen echten Homöopathen anzulegen verlangte, vermögen nach und nach zum Erwerb dieser Eigenschaft beizutragen. Nur ein kurzes, weiter oben bereits zitiertes Beispiel also geben die bei der Cholera äußest zweifelhaften Symptome ab, welche *Veratrum album* oder *Cuprum* indizieren.

Man darf es für nicht unwahrscheinlich halten, daß das zuletzt verabreichte Arzneimittel *Nux vomica*, wovon wir weder in bezug auf die Potenz, noch die Dosis oder die Art der Wiederholung unterrichtet sind, die Heilung verursachte, wenn nicht ohnehin alle anderen möglichen Ursachen in ihrer wie so oft unbekannten Weise ihren Teil hierzu beisteuerten. Eine derartige wirklich wunderliche Heilung jedoch einzig *Cina* zuzuschreiben, ist unzulässig für jeden erfahrenen Homöopathen. Während einer mehr als 30 Jahre andauernden Praxis, und hier spreche ich in Kenntnis vieler wundersamer Heilungen, erzielten wir niemals einen vergleichbaren Erfolg.

Wir sehen uns nun dazu berechtigt aufzuzeigen, wie sich in der Krankengeschichte ein Beweis für oder wider die Heilkraft der stärksten Dosen eines Arzneimittels, der höheren Potenzen, als in jeder Hinsicht unfruchtbar erwiesen hat und völlig unterschlagen wurde.

Bei der Untersuchung dieses ersten Falles weitete sich unser Artikel entgegen unserer Erwartung so sehr aus, daß uns nur wenig Platz für die Erörterung des zweiten Falles bleibt, der in der oben erwähnten Zeitschrift abgedruckt ist; dieser Fall handelt ebenfalls von der Behandlung eines Wechselfiebers, welches allerdings zwei Jahre lang andauerte, zuvor ebenfalls allopathisch, mit *China,* behandelt worden war, und aus diesen Gründen im Ganzen noch weitaus mehr Punkte zur Diskussion beisteuern könnte als der eben besprochene Fall. Wir haben vielleicht später einmal die Gelegenheit dazu, auf diesen Fall zurückzukommen. Jetzt bleibt uns lediglich festzuhalten, daß zu Beginn der Anwendungen *Veratrum album* in der 4. und 2. Potenz versucht wurde, dann *Arsenicum* und später *Pulsatilla*, letztlich doch war „nach etwa fünfwöchiger Behandlung nicht das Geringste geändert". Anschließend wurde *Veratrum album*, ein *einfaches Medikament* (und dieses entgegen der Absicht des Verfassers), in einigen Tropfen (wie viele?) auf die Zunge gegeben, worauf eine schnelle Besserung des Fiebers eintrat, und damit einhergehend, als sogenannte Erstverschlimmerung, für die Dauer von elf Tagen die Stimme vollständig versagte. Es ist ja allgemein bekannt, daß die Wir-

---

Sie erschweren die Auswahl sehr, und sogar die tonischen oder klonischen Krämpfe, welche Hauptsymptome darstellen, verlieren sich oft unter anderen häufigen Symptomen. Nur die sofort nach dem Trinken einsetzende Verschlimmerung des Leidens, vor allem, wenn es sich um Wasser handelt, verweist allein auf *Veratrum album* und findet seine recht charakteristische gegenteilige Entsprechung bei *Cuprum,* das eine gleichermaßen schnelle Verbesserung der Leiden herbeizuführen vermag.

kung von *Veratrum album* länger als acht Tage anhält, und wenn im Ausnahmefall die *vox cholerica ex usu in morbis* in Erscheinung tritt, so findet man unter den hervortretenden Zeichen des Medikamentes nur ein sonderliches Kitzeln an der Kehle und nicht etwa ein Ausbleiben der Stimme. Diese Beobachtung soll genügen, um für den zweiten Fall, wie für den ersten Fall bereits geschehen, die Falschheit der von dem behandelnden Arzt gezogenen Schlußfolgerungen außer Zweifel zu stellen.

Invasion einer Rachendiphtherie[53]

Eine Rachendiphtherie von äußerst bösartiger Natur wütet seit einiger Zeit in den Niederlanden; sie verdient eine sorgfältige Beobachtung um so mehr, da alle bisherigen Behandlungsversuche nur unzureichende Erfolge erbrachten.

Die von mir bis heute unternommenen Anstrengungen, die *Eigentümlichkeiten* und die Begleitsymptome dieser Krankheit zu beschreiben, um die Auswahl eines homöopathischen Arzneimittels zu ermöglichen, blieben erfolglos; also beschränke ich mich darauf, das mitzuteilen, was ich von meinem ehrenwerten Freund Doktor Kallenbach aus Utrecht in dieser Angelegenheit erfuhr. Der schrieb mir am 12. Januar 1861 nachfolgendes:

„Die zur Frage stehende Epidemie breitete sich von Westen nach Osten aus. Vor zwei Jahren grassierte sie epidemisch in Kalifornien, und der Freund einer hiesigen guten Bekannten von mir verlor in drei Tagen vier Kinder, die alle von der Krankheit befallen waren. Später trat die Krankheit an der Ostküste Amerikas auf, und zu Beginn des Jahres 1860 zeigte sie sich sporadisch in London und Paris. Letzteres entnahm ich den in Zeitschriften aus jenen Tagen erschienenen Berichten französischer Ärzte.

Seit dem Monat September nun, zeigt sich die Krankheit in Holland; sie grassiert in epidemischer Art und Weise (oder vielleicht endemisch); wütete in Nimwegen, dann in Den Haag und in Arnheim. In Rotterdam, Amsterdam oder Utrecht wurde bisher noch kein einziger Fall beobachtet.

Entsprechend den neuesten Meldungen aus den holländischen Zeitschriften, soll diese Krankheit der *Rachendiphtherie* der alten Terminologie entsprechen. Sie ist *mit Gewißheit außerordentlich kontagiös*. Ist in einem Hause erst einmal ein Kind befallen, so sind zwei oder drei Tage später alle Bewohner des Hauses unter 15 bis 18 Jahren von der Krankheit ergriffen. Sie ist extrem pernziös und keines der allopathischen Arzneimittel erbrachte auch nur den geringsten Erfolg; namentlich die Anwendung des Höllensteines (*Argentum nitricum*) endete stets mit fatalen

Ergebnissen. In Nimwegen unterlagen 35 von 37 Erkankten. Der Pastor der Kommune Gent, zwischen Nimwegen und Arnheim gelegen, sah 7 Kinder in 9 Tagen sterben, darunter eine junge Frau von 17 und eine weitere junge Frau von 19 Jahren.

Ich traf vor etwa 10 Tagen bei einer Visite in Wageningen einen Arzt aus Nimwegen, der zuvor 3 von dieser Krankheit befallene Kranke behandelt und sie alle 3 verloren hatte. Ich befragte ihn selbstverständlich über die Ausbreitung und die Symptome der Krankheit und werde mich nun bemühen, ihnen so exakt wie möglich mitzuteilen, was ich von ihm erfuhr.

Die Krankheit, *sofern sie sich in einem Hause erst einmal gezeigt hat*, beginnt wie eine gewöhnliche katarrhalische Entzündung des Rachens; die Schmerzen vermindern sich durch Schlucken, am Gaumen und an den Halsmandeln zeigt sich eine heftig auftretende Rötung; die Zunge ist stark belegt und gelblich. Nach zwei oder drei Tagen jedoch waren die Kinder sehr entkräftet und verlangten danach, im Bett zu bleiben; sie litten unter starkem Fieber mit sehr schwachem und unterdrücktem Puls. Am dritten oder vierten Tag brachte eine gründliche Untersuchung im Bereich des vorderen Gaumens, an den Halsmandeln, auf den Zäpfchen und an den hinteren Partien der mukösen Wangenmembranen *einige weiße*, leicht hervortretende *Flecken* zum Vorschein. Fährt man mit dem Spatel über diese, so sondert sich eine *eiweißähnliche* Substanz ab, unter der wiederum die muköse Membran wie *roter Velours* erscheint. Nach einigen Stunden bedeckt dieses Exsudat die Stelle, die weißen Flecken vermehren sich nach acht bis zehn Stunden in ihrem Umfang und breiten sich in den Larynx hinab bis in die feinen Bronchien aus. Zumindest findet man bei der Autopsie diese genannten Bereiche vollständig damit bedeckt:

Die Kranken klagen während der ersten Tage über *anfallartig* auftretenden *Druck auf der Brust*. Die Schwierigkeiten beim Atmen treten ebenso *periodisch* mehr oder weniger stark auf; bisweilen tritt für einige Stunden eine absolute Ruhe ein. Später werden die Kinder *apathisch* und sterben an *Erstickung*, wie bei einer gewöhnlichen Bronchitis. Die Dauer der Krankheit beträgt im allgemeinen etwa drei bis sechs Tage; vom Auftreten der weißen Flecken an dauert es bis zum Tod gewöhnlich noch drei Tage. Tritt die Krankheit innerhalb einer Familie auf, so verläuft sie bei denjenigen, die sie kontagiös erwerben, schneller; die weißen Flecken bilden sich ab dem zweiten Tag, und am dritten oder vierten Tag tritt die Erkrankung in ihre unheilvolle Phase.

Das ist alles, was ich bis jetzt über diese verderbliche Krankheit in Erfahrung bringen konnte. Nachdem ich dieses mit eigenen Augen beobachten konnte, beeilte ich mich sogleich, Ihnen sämtliche Details, wie in Ihrem Schreiben erbeten, mitzuteilen. Vielleicht weisen uns die Symptome auf ein sicheres Arzneimittel. Dieses bedeutete einen großen Triumpf für unsere Methode und stellte zugleich ein effizientes Mittel zu deren weiterer Verbreitung dar. Ich muß anmerken, daß sich seit einigen Wochen alle Schnupfen oder Katarrhe zu Anginen entwickeln, doch sind diese von herkömmlicher Art und Weise und verschwinden nach Gabe von *Hepar* und *Mercurius;* die Anginen sind nicht von der Natur, die etwa *Belladonna* und *Apis* erfordert. Wenn sich die Krankheit einmal zeigt, so sind bei ernsthafter Betrachtung wohl *Jodum, Bromium* und *Phosphorus* in Erwägung zu ziehen."

Ich bedankte mich bei meinem Freunde für diese detaillierte Schilderung und lenkte seine Aufmerksamkeit bezüglich jener Fälle, in denen die Kranken *brennende* Schmerzen im Rachen und an den weißen Flecken verspürten, auf *Arsenicum*. Beim nochmaligen Abwägen aller schon bekannten Symptome, erscheint mir gleichwohl von allen Arzneimitteln *Phosphorus* den Vorzug zu verdienen, sogar dann, wenn brennende Schmerzen vorhanden sind. Unter den uns bekannten Wirkungen von *Phosphorus* sind auch die folgenden: *Ein Gefühl, als wäre das Innere des Rachens von einem feinen Pelz überzogen*[54], ein Symptom, welches mir gut mit der Beschreibung von *rotem Velours* übereinzustimmen scheint. Ebendieses Symptom wurde *bisher bei keinem anderen Arzneimittel beobachtet.*

Keines der anderen Symptome scheint mir im Gegensatz zu diesem Arzneimittel zu stehen; und der *apathische Zustand*, der dem Tod vorausgeht, scheint sie dann in besonderer Weise anzuzeigen, wenn dieser Zustand von *Somnolenz* und *Abwesenheit von Schmerzen* begleitet wird.

In jedem Fall wäre es anzuraten, sich diesem Gegenstande so bald als möglich zu widmen und inständig alle Homöopathen aufzufordern, uns in dieser Zeitschrift von ihren Beobachtungen und ihren Erfahrungen Mitteilung zu erstatten.

Anmerkungen

[1] Die Überschrift im englischsprachigen Original von 1852 lautet: "On the use of high attenuations in homoeopathic practice"; Gypser, 1984, S. 417.

[2] Johann Ernst Stapf, geboren am 9.9.1788 in Naumburg, besuchte unter anderem die Schule in Pforta, studierte seit 1806 in Leipzig Medizin und schloß sein Studium mit einer Disssertation zum Thema „De antagonismo organico" am 6.4.1810 ab. Stapf korrespondierte vom Jahre 1812 an, bis zu dessen Todesjahr 1843, mit Hahnemann und gab von 1822 an die erste periodische homöopathische Zeitschrift heraus: Das „Archiv für die homöopathische Heilkunst", dieses seit 1836 gemeinsam mit Gross. Stapf prüfte 32 Arzneimittel der homöopathischen Materia medica; Hahnemann schrieb ihm in einem Brief vom 3.12.1813: „... Ihr Stil ist blühend, fließend und kräftig, und die Sache bedarf eines solchen Herolds". Stapf starb am 11.7.1860 in Kösen; Haehl I, 1922, S. 421

Gustav Wilhelm Gross wurde am 6.9.1794 in Kaltenborn geboren, besuchte bis 1813 das Gymnasium in Naumburg und begann anschließend in Leipzig Medizin zu studieren, erwarb 1817 in Halle den Doktorgrad. Gross war von 1832 an Mitleiter der „Allgemeinen homöopathischen Zeitung". Er arbeitete und lebte bis zu seinem Tode, während eines Erholungsaufenthaltes in Klebitz am 18.9.1847, in Jüterbogk; Haehl I, 1922, S. 413.

[3] Caspar Julius Jenichen, geboren 1787, Kavallerieoffizier und ab 1821 Stallmeister der nationalen Reitschule von Herzog Ernst August von Gotha, leitete später die Stallungen des Barons von Biel in Weitendorf bei Wismar und beschäftigte sich mit der Veterinärmedizin. Er gelangte durch Gross zu ersten Kenntnissen über die Zubereitung homöopathischer Arzneimittel. Die Hochpotenzen Jenichens hatten die Verdunstung einer 29. Potenz zur Grundlage, die mit 70- oder 80% igem Alkohol und Wasser in vier Arbeitsgängen, von der 29. bis zur 200., von der 200. bis zur 300., von der 300. bis zur 800. und von der 800. Potenz und aufwärts präpariert wurden. Für jeden Arbeitsgang verwendete er 8 Fläschchen. Bis zur 300. Potenz schüttelte er jeweils zehnmal, von der 300. bis zur 800. Potenz jeweils zwölfmal und ab der 800. Potenz jeweils dreißigmal. Jenichens Arzneimittel waren seinerzeit heftiger Kritik seitens vieler homöopathischer Ärzte ausgesetzt, unter anderem auch, weil er seine Pharmakopraxie vor der Öffentlichkeit geheimhielt. Jenichen nahm sich im Februar 1849 das Leben; Baur, ZKH 27(1983), S. 156-159.

Bönninghausen arbeitete mit den Potenzen Jenichens erstmals am 10.3.1851; Kottwitz, 1985, S. 167.

[4] Potio Reveri, Riverischer Trank, aus 4 Teilen Zitronensäure, die in 190 Teilen Wasser gelöst werden, wozu schließlich 9 Teile Natriumcarbonat in kleinen Kristallen zugefügt werden; Pharmacopoea Germanica, 1890, S. 241.

Spiritus Mindereri, Liquor Ammonii acetici, eine essigsaure Ammoniumflüssigkeit; Schneider III, 1968, S. 189.

Spiritus Salisdulcis, Spiritus Aetheris chlorati, versüßter Weingeist aus Salzsäure und Weingeist, ein Aperitivum, Stomachikum und Diuretikum, zuletzt 1872 im DAB; Schneider VI, 1968, S. 182.

Senna, Cassia angustifolia (Arabien) und Cassia acutifolia (Ägypten) liefern die offizinellen Sennesblätter, die Glykoside der Senna wirken fördernd auf die Peristaltik des Dick- und Enddarmes; Gessner, 1974, S. 115.

⁵ Tartarus stibiatus, der Brechweinstein, weiße Kristalle oder kristallinische Pulver, allmählich verwitternd, in 17 Teilen kaltem und 3 Teilen siedendem Wasser löslich, größte Einzelgabe 0,2 g; Pharmacopoea Germanica, 1890, S. 301.
⁶ Lichen islandicus, Isländisches Moos, die Flechte Cetraria islandica gibt mit 20 Teilen Wasser abgekocht nach dem Erkalten eine steife Gallerte von bitterem Geschmack. Verdünnt man diese mit gleichviel Wasser und setzt Weingeist zu, so fallen dicke Flocken nieder, welche, abfiltriert und nach dem Abdunsten des Weingeistes noch feucht mit Jod bestreut, eine blaue Färbung annehmen; Pharmacopoea Germanica, 1890, S. 174.
⁷ Caroll Dunham, US-Amerikaner, lebte von 1828 bis 1877 und hielt sich für längere Zeit in Europa auf. Er bereiste London, Dublin, Paris (lernte dort Hahnemann kennen) und Wien. Bönninghausen besuchte er in dessen Praxis in Münster. Im Jahre 1865 wurde Dunham Professor der Arzneimittellehre am New York Homoeopathic College; Tischner IV, S. 140.

Dunham verhandelte unter anderem auch mit Melanie Hahnemann um die Kaufsumme der schriftlichen Hinterlassenschaften Hahnemanns; Haehl I, 1922, S. 384.
⁸ Halsbräune, die Rachendiphtherie.
⁹ Copaiva, Hardwickia Mannii Oliv. liefert Balsamum Copaiva africanum; Schneider V/II, 1968, S. 154.
¹⁰ Oleum Crotonis, Krotonöl, ein aus den Samenkernen von Croton Tiglium gepreßtes Öl von braungelber Farbe, größte Einzelgabe: 0,05 g; Pharmacopoea Germanica, 1890, S. 219.
¹¹ Pimpinelle, Pimpinellenstein, Lapis calaminans; in der Homöopathie wird die Essenz aus der frischen Wurzel von P. alba, Bibernelle, verwendet; Schneider V/III, S. 657.
¹² Columbuswurzel, Radix Columbo americana, Frasera; wirkt emetisch und purgierend; in der Homöopathie wird Frasera carolinensis verwendet; Schneider V/II, 1968, S. 107.
¹³ Scharpie, gezupfte Verbandleinwand.
¹⁴ Meile, (lat.) milia passuum = „1000 Doppelschritte". In Preußen betrug die sogenannte „Schrittmeile" 10000 Schritt = 7532,5m; Brockhaus XII, 1989.
¹⁵ Die Überschrift im französischsprachigen Original lautet: „Avis de la société homoeopathique Rhénane et Westphalienne concernant les questions releatives à la Vaccine"; Gypser, 1992, S. 40.
¹⁶ Lustren, Singular: Lustrum, (lat.) Zeitraum von fünf Jahren.
¹⁷ Die Überschrift im englischsprachigen Original lautet:"On the highest potencies capable of producing an exacerbation of the symptoms"; Gypser, 1984, S. 465.
¹⁸ Die Überschrift im französischsprachigen Original lautet:"Le tabes dorsualis et le diabetes mellitus"; Gypser, 1984, S. 557.
¹⁹ Carl von Linné wurde am 13. 5. 1707 in Råshult (Småland) geboren. Er unternahm zahlreiche Studienreisen unter anderem nach Lappland, Großbritannien, Frankreich und in die Niederlande, arbeitete als Arzt in Stockholm und wurde 1739 Präsident der Stockholmer Akademie der Wissenschaften. Von 1741 an war Linné Professor der Anatomie und Medizin in Uppsala, ab 1742 auch Professor der Botanik. Linné schuf die Grundlagen der botanischen Fachsprache, zum Beispiel die „binäre Nomenklatur". Sein 1735 erschienenes „Linnésches System" („Systema naturae") gründete sich auf die Unterschiede in den Geschlechtsorganen der Pflanzen. Linné starb am 10. 1. 1778 in Uppsala; La Grande Encyclopédie, 22, 1904.
²⁰ Die Überschrift im französischsprachigen Original lautet:"Quelques mots sur la choix des médicaments"; Gypser, 1984, S. 571.
²¹ Organon, 1. Auflage, § 153. Bönninghausen meint hier wahrscheinlich den § 153 der 5. Auflage des Organons von 1833.
²² Salmasius, französisch de Saumaise, wurde am 15. 8. 1588 in Seniuer geboren. Er war Sprachgelehrter, Advocat, „Criticus" und Professor in Leiden. Er hatte unter anderem

1606 auch in Heidelberg studiert und lebte vor allem in Holland und Frankreich. 1650 reiste er auf Einladung von Christine von Schweden (1626-1689) nach Stockholm. Salmasius starb am 3.9.1653 in Spa; Jöchers Gelehrtenlexicon IV, 1751, S. 64ff.

[23] Organon, § 87, Seite 157. Gemeint ist hier wahrscheinlich wiederum die 5. Auflage des Organons. Allerdings handelte es sich dann um den § 81, zweite Anmerkung, S. 154-157. Vielleicht wurde hier irrtümlich eine „1"(§ 81) mit einer „7"(§ 87) vertauscht.

[24] Balve. Im Original steht hier Bulve.

[25] Rheum. Bönninghausen verwendete hier im Original die Abkürzung „rhenun."; in diesem Kontext scheint das Arzneimittel Rheum gemeint zu sein.

[26] Die Überschrift im französischsprachigen Original lautet: „Quelques mots sur la dosologie"; Gypser, 1984, S. 577.

[27] „Mendicus mendicum..."; (.lat.) „Ein Bettler haßt den Bettler nicht mehr, als der Arzt den Arzt."

[28] Titus Livius, geboren 59 v.u.Z. in Patavium (Padua). Schrieb eine römische Geschichte („Ab urbe condita") in 142 Büchern, erschienen zwischen 29 und 25 v.u.Z., deren Grundlage weniger in der Quellenforschung als vielmehr im Bestreben nach kunstvoller Darstellung und sittlicher und religiöser Erneuerung des Volkes lag. Er starb im Jahre 17 in Patavium; Encyclopaedia Universalis 22, 1989.
Tacitus, Publius (?), geboren um 55, vermutlich in Südgallien, Region Narbonne. Wurde 88 Prätor, 97 Konsul unter Trajan und später Statthalter der Provinz Asia. Er war als glänzender Redner bekannt und trat als Schriftsteller und Historiker unter anderem mit der einzigen aus der römischen Literatur bekannten länderkundlichen Monographie über Germanien („De origine et situ Germanorum") hervor. Tacitus starb um 120; Encyclopaedia Universalis 22, 1989.

[29] Pharmacopoea Borussica. Die 7. Auflage erschien 1862 in Berlin, herausgegeben vom: „Minister der geistlichen, Unterrichts und Medicinalangelegenheiten im Verlage des Oberhofbuchdruckers Decker".

[30] „Exhibens doses medicamentorum ... "; (lat.) die Übersetzung wird durch das Fehlen eines Prädikates erschwert: „Bei der Verschreibung größtmöglicher Medikamentendosen, über die hinaus der Arzt für den inneren Gebrauch nicht verschreibt, ohne ein Zeichen dafür anzugeben". Leider fehlt im Original eine Quellenangabe hierzu.

[31] „Si medicus majorem pro usu interno ..."; (lat.) „Wenn der Arzt eine größere Dosis verschreibt, als für den inneren Gebrauch üblich, wie die Leute zu sagen pflegen, so muß er ein Zeichen dazufügen; wenn er dieses vernachlässigt hat, gehört es sich, daß man dieses Rezept dem Arzt zurückschickt, damit dieser eine Aussage darüber machen kann."

[32] „Cito, tuto et jucunde". Im Originaltext steht „jucundè";(lat.) „Schnell, sicher und angenehm".

[33] Hier, wie in allen weiteren von Bönninghausen angegebenen Zitaten Hahnemanns, wird die Originalschreibweise beibehalten.

[34] „vigesillion", im Vigesimalsystem, (lat.) vigesimus „Zwanzigster", lautet die Grundzahl (Radix) 20.

[35] Es handelt sich hier um die sogenannte „Trommelsucht".

[36] Die Maxime des Hippokrates lautet aus dem Griechischen übersetzt in etwa: „Jedes Zuviel ist schlimm für die Natur".

[37] Simon Nicolajewitsch von Korsakoff wurde 1788 geboren und starb 1853. Er war General und Großgrundbesitzer und übte auf seinen Gütern in der Nähe von Moskau Medizin aus. Im Juni 1831 entwickelte er eine trockene Zubereitungsmethode für homöopathische Arzneimittel, bei der ein imprägniertes Kügelchen in ein Fläschchen mit einer gewissen Anzahl von neutralen Kügelchen gegeben und dann eine Minute lang geschüttelt wurde. Bekannter ist das nach ihm benannte flüssige Herstellungsverfahren, bei dem

eine Flasche von Potenzstufe zu Potenzstufe jeweils geschüttelt und dann ausgeleert wird, wobei die am Flascheninnenrand verbleibende Flüssigkeit einem Tropfen der Verdünnung entsprechen soll. Korsakoff verdünnte in dieser Art und Weise bis hin zur 1500. Potenz. Über sein Verfahren berichtete er in „Stapfs Archiv für homöopathische Heilkunde"(1831),11/3, S. 104ff.; Baur ZKH(1983), S. 153f.
Bönninghausen arbeitete mit den Korsakoff-Potenzen erstmalig 1835; Kottwitz, 1985, S. 164.

[38] Die Überschrift im französischsprachigen Original lautet: „Explication qui m'est imposée"; Gypser, 1984, S. 587.

[39] „Principiis obsta!"; (lat.) „Widerstehe den Anfängen".

[40] Heinrich Gottfried Schneider, geboren am 13.9.1800 in Gommern. Nahm schon 1814/15 als Feldchirurg bei der Armee Dienst, studierte anschließend in Berlin und trat dann als Zögling in das Friedrich-Wilhelms-Institut ein. Von 1826 bis 1830 diente er als Bataillonsarzt in Magdeburg, wo er insgesamt 16 Jahre lang lebte und eine ausgedehnte Praxis pflegte. Nach zehnjähriger Praxis in der Allopathie kam der zuvor eifrige Gegner der Homöopathie durch Überzeugung seitens des Hofrates Mühlenbein und des Rittergutsbesitzers Löbbecke aus Marienborn zur Ausübung des neuen Therapieverfahrens. Er veröffentlichte unter anderem eine „Pharmakodynamik", 1853, „Der Mensch, ein Beitrag zur Selbsterkenntnislehre", 1850, „Für die Heiltheorie, gegen die Krankheitsvernichtungstheorie" und eine „Rationale Seelenlehre", 1881. Schneider starb am 18.12.1881 an den Folgen eine Schlaganfalles; Nekrolog Heinrich Gottfried Schneider, AHZ 102(1881), S. 29-31.

[41] Die hier von Bönninghausen zitierten „Croupfälle" befinden sich in der AHZ 58 (1859), in den Bänden 2, S. 13f., 5, S. 37f., 8, S. 60 und 12, S. 93f.

[42] Die Überschrift im französischsprachigen Original lautet: „Le choléra"; Gypser, 1984, S. 597.

[43] Es handelt sich hier um das von Alfred L. Steen, Illinois, verfaßte Werk „Steen's family guide", das Philippe de Molinari in das Französische übersetzte. Es erschien in letztgenannter Fassung 1858 bei Baillière in Paris und trägt den Titel „Guide homoepathique pour l'usage domestique". Auf den von Bönninghausen angegebenen Seiten 151f. befinden sich Anweisungen zum zerebralen Fieber („Fièvre cérébrale"). Die hier von Bönninghausen intendierten Verweise auf die Cholera befinden sich auf den Seiten 83f., Morbus Cholera („Coléra-Morbus"), 84f., Cholera bei Kindern („Choléra infantium") und 86ff., Asiatische Cholera („Choléra Asiatique").

[44] Das Horaz-Zitat beginnt mit „Vive, vale. Si quid novisti rectius ... ", und lautet in der Übersetzung aus dem Lateinischen: „Leb wohl, bleibe gesund. Wenn du etwas Besseres weißt als diese Lehren, so teile es mir als redlicher Freund mit; wenn nicht, befolge sie gemeinsam mit mir"; Horaz, 1991, S. 169.

[45] Zur Übersetzung wurde hier, da bezüglich des Diagnoseteils inhaltlich weitgehend identisch, Bönninghausens Artikel „Idee eines Systema nosolgicum" herangezogen und die dort verwendete Wortwahl beibehalten; Gypser, 1984, S. 413.

[46] Die Überschrift im französischsprachigen Original lautet: „Documents pour servir a l'histoire du choléra"; Gypser, 1984, S. 643.

[47] Johann Wilhelm Wiebel, geboren am 24.10.1767 in Berlin, promovierte 1795 in Erlangen mit der Dissertation „Analecta quaedam de ulceribus pudum vetustis", wurde 1784 preußischer „Compagniechirurg", 1807 „Generalchirurg", 1814 Leibarzt des Königs, 1815 „Geheimer Obermedicinalrath" und 1822 „Erster Generalstabsarzt" und „Chef des Militärmedicinalwesens", als der er 1827 geadelt wurde. 1836 wurde er als Nachfolger Hufelands erster Leibarzt des Königs. Wiebel starb am 6.1.1874 in Berlin; Allgemeine Biographie der Deutschen XXXXII, 1971, S. 372.

[48] Friedrich *Ludwig* Wilhelm Philipp Freiherr von Vincke, geboren am 23.12.1774 in Minden, studierte in Marburg, Erlangen und Göttingen Jura und Cameralia und absolvierte das „Große Examen" 1797. Schon früh wurde er Landrat in Minden, später stieg er bis zum Westfälischen Oberpräsidenten auf. Eine enge Freundschaft verband ihn mit dem Freiherrn vom Stein. Er bat 1839 den preußischen König, Bönninghausen das Praktizieren als Arzt zu erlauben.Von Vincke starb am 2.12.1833 in Münster; Allgemeine Biographie der Deutschen XXXIX, 1971, S. 736ff.

[49] Die Überschrift im französischsprachigen Original lautet: „Expériences contre les hautes dynamisations"; Gypser, 1984, S. 667.

[50] Peter Meinolf Bolle, geboren 1812, gestorben am 28.2.1885 in Aachen. Führte homöopathische Praxen in Paderborn und Aachen und begründete 1855 die „Populäre Homöopathische Zeitung", die 1871 eingestellt wurde; Todesanzeige Bolle, AHZ 110 (1885), S. 48.

[51] Die Fallbeschreibung folgt dem Wortlaut des Originalartikels von Bolle.

[52] Die Einschübe in der doppelten Klammer stammen vom Übersetzer.

[53] Die Überschrift im französischsprachigen Original lautet: „Invasion d'une angine diphtheritique"; Gypser, 1984, S. 689.

[54] Einer solchen Beschreibung recht nahe kommt beispielsweise das Phosphorus-Symptom 534 aus den Chronischen Krankheiten: „Belegte Zunge, wie Pelz"; Hahnemann, 1839, S. 23.

Literatur

Allgemeine Biographie der Deutschen, Band 39 und 42, Nachdrucke der Originalausgabe von 1897. Berlin 1971.
Baur, J., Die Arzneizubereitung in der Homöopathie (II. Teil), Zeitschrift für Klassische Homöopathie 27 (1983), 4, S. 150-166.
Brockhaus-Lexikon, Band XII. München 1989.
Encyclopaedia Universalis, Corpus 22, Éditeur à Paris. France S.A. 1989.
Gessner, O., Gift- und Arzneipflanzen von Mitteleuropa, 3. Auflage. Heidelberg 1974.
La Grande Encyclopédie, Tome vingt-deuxième, Société Anonyme de la Grande Encyclopédie. Paris 1904.
Gypser, K.-H. (Hrsg.), Bönninghausens Kleine medizinische Schriften. Heidelberg 1984.
Gypser, K.-H., Generalregister zu den Werken Bönninghausens. Bad Münstereifel-Iversheim 1992.
Haehl, R., Hahnemanns Leben und Schaffen, Bd. I. Leipzig 1922.
Hahnemann, S., Die Chronischen Krankheiten, Bd. V, Nachdruck der Originalausgabe von 1839. Heidelberg 1991.
Horaz, Satiren und Episteln, lateinisch und deutsch, Übersetzung durch Otto Schönberger. Berlin 1991.
Jöcher, C. G., Allgemeines Gelehrten-Lexicon, IV. Teil, Nachdruck der Originalausgabe von 1751. Hildesheim 1961.
Kottwitz, F., Bönninghausens Leben, Hahnemanns Lieblingsschüler. Berg am Starnberger See 1985.
Nekrolog Heinrich Gottfried Schneider, Allgemeine Homöopathische Zeitschrift, 102 (1881) 2, S. 29-31.
Pharmacopoea Germanica, Arzneibuch für das Deutsche Reich, 3. Ausgabe. Berlin 1890.
Schneider, W., Lexicon zur Arzneimittelgeschichte in 7 Bänden. Frankfurt 1968.
Tischner, R., Geschichte der Homöopathie, Bd. IV. Leipzig 1939.
Todesanzeige Bolle, Allgemeine Homöopathische Zeitung, 110 (1885), 7, S. 48.